小病不求医

胡维勤 · 编著

湖南科学技术出版社

图书在版编目（CIP）数据

小病不求医 / 胡维勤编著. -- 长沙：湖南科学技术出版社，2017.1

ISBN 978-7-5357-9093-4

Ⅰ．①小… Ⅱ．①胡… Ⅲ．①常见病－防治－普及读物 Ⅳ.①R4-49

中国版本图书馆 CIP 数据核字 (2016) 第 237357 号

XIAOBING BUQIUYI
小病不求医

编　　著：胡维勤
责任编辑：郑　英　邹海心
文字编辑：章　　洁
出版发行：湖南科学技术出版社
社　　址：长沙市湘雅路 276 号
　　　　　http://www.hnstp.com
湖南科学技术出版社天猫旗舰店网址：
　　　　　http://hnkjcbs.tmall.com
邮购联系：本社直销科 0731-84375808
印　　刷：深圳市雅佳图印刷有限公司
　　　　　（印装质量问题请直接与本厂联系）
厂　　址：深圳市龙岗区坂田大发路 29 号 C 栋 1 楼
邮　　编：518000
版　　次：2017 年 1 月第 1 版第 1 次
开　　本：723mm×1020mm　1/16
印　　张：13
书　　号：ISBN 978-7-5357-9093-4
定　　价：39.80 元

前言

　　"身体是革命的本钱"，每个人都想拥有健康强壮的身体。俗话说"病来如山倒，病去如抽丝"，再小的疾病都会给人带来不安。生病并不可怕，可怕的是不注意预防疾病。很多不治之症都是由于没有及时预防和不去治疗而导致的。在日常生活中，很多疾病往往是出其不意的，即你还没搞清楚情况，就已经"惹"上了。因此，为了自己和家人的健康，不妨准备几个有效的小验方、小菜谱，以应不时之需，解燃眉之急。

　　经验方，顾名思义，指的是人们从长期的生活中积累的应对疾病的方法。之所以成为经验方，说明它经过了无数人的验证。民间自古有"验方治大病"的说法，直到今天，仍然有很多饱受疾病困扰的人们喜欢打听一些经验方。这些小验方之所以受到大众的欢迎，原因主要有四点：一是效果显著。除了这些经验方对人们在日常生活中出现的小毛病非常灵验之外，对许多慢性病、疑难杂症及突发疾病也有很好的治疗效果。二是取材方便，经济适用。这些小验方多采用一些生活中常见的姜、枣、鸡蛋等食材，材料简单、易找，且价格低廉。三是操作简单方便。只需要对药材或食材进行简单的制作，如煎煮、泡酒等等。四是副作用小。因其取材多是人们的日常食材，所用的药材也是来自于天然植物，且仅仅采用几味药材，甚至是单味药材治病，所以几乎没有副作用，或者副作用很少。可见利用验方治病经济实用，方便安全，是一种行之有效的治病方法。

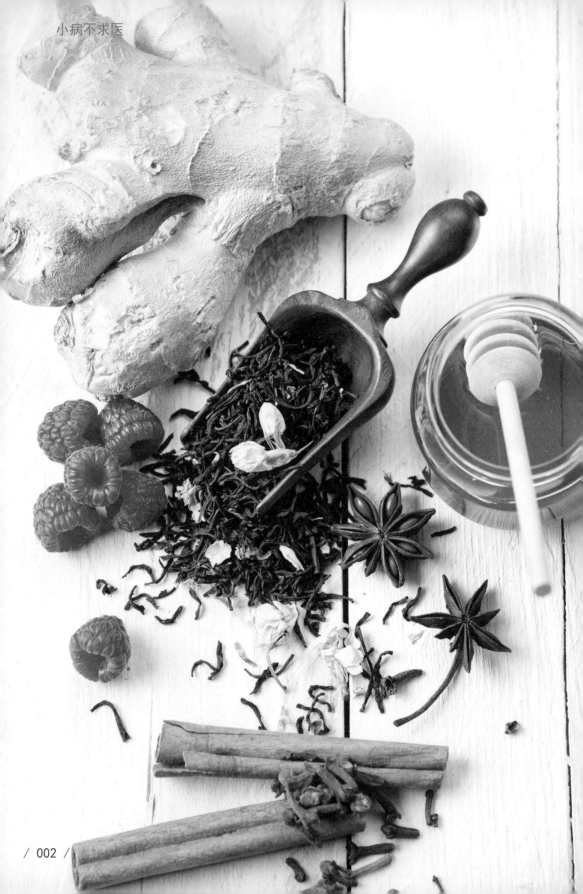

Contents
目录

小病不求医

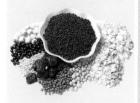 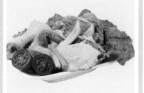 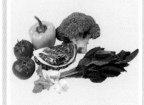 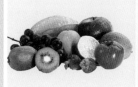

第一章

心病还需心药医

并非所有的疾病都能用药治愈，对于心理上的疾病，吃药不过是心理安慰，要想治愈，还得靠自我心理调节。自己要调整好心态，并正确地认识到人是不能脱离客观环境而生存的。人生不如意之事十有八九，对生活中出现的不如意之事不退缩、不幻想、不逃避，把自己心灵深处的苦恼对朋友、亲人进行倾诉，不要憋在心里钻牛角尖。

01 | 时刻保持乐观的心态

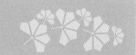

> 古人云：喜伤心，悲伤肝，思伤脾，忧伤肺，恐伤肾。也就是说，喜、怒、哀、乐、思、忧、恐是人类最基本的情绪情感体验，但如果过于强烈，都会伤及身体。

健康不仅指的是身体健康，还包括心理健康。一个人的身体、心理和社会均处于和谐的状态下才是真正的健康。首先，当身体或心理方面出现疾病时，另一方面也会受到影响。人们都有这样的经历：当生理上有病时，其情绪会低落，烦躁不安，容易发怒；而当面临重要考试紧张焦虑时，则会食而无味，胃口大减，并伴有失眠、头痛，易疲劳。所以，生理和心理是相互影响、相互作用的。

情绪主宰健康，极度的或持久的负面情绪，如烦恼、忧愁、焦虑、疑惧、失望等，最终会导致生理疾病。大家去医院看病的时候就会发现一个现象，前来就诊的病人中，很少有人笑容满面，轻松愉悦的。尤其是长期卧床的病人，很多都有抑郁或暴躁的倾向，有的病人因长期患病而产生心理疾病。

身体健康是心理健康的基础，而心理健康反过来又能促进身体健康。许多专家指出，人的体内有一种最有助于身心健康的力量，即良好情绪的力量，若能善于调节情绪，经常保持心情愉快，可以起到未病先防、有病早除的效果。因此，人的身心健康是相互促进的，健康的身体使人精力充沛，充满活力，朝气蓬勃，奋发向上；使人行动迅速，思维敏捷，思路清晰，观察敏锐；使人心胸宽广，兴趣广泛，情绪良好。而健康的心理又反过来使人认识到身体健康的可贵价值，正确指导身体锻炼和训练，正确自觉地调节睡眠、休息与活动的比例关系，使身体各系统的状态始终处于良好的运转之中。

所以说，时刻保持乐观的心态不仅能愉悦身心，还能防病治病养生。

02 | 病来如山倒，病去如抽丝

"病来如山倒，病去如抽丝"，指发起病来很突然，像山崩地裂似的，而要康复却很慢，像从蚕茧里面抽丝，得病容易，治病难。

"病来如山倒"指的是人在觉得自己健康的时候，其实身体并非自己想象的那样健康。

每个人都是在透支自己身体的能量。我们知道，人体的五脏六腑是相互联系、相互发展的，当人体内某一器官出现细小的不适，那就说明它在开始衰竭，功能开始下降，随着时间的推移，如果不采取补救措施，就会越来越脆弱，直到它不能承受的那一刻迸发出来——发病。所以，病情发展并非我们所想的那么快，"冰冻三尺，非一日之寒"说的就是这个道理。

"病去如抽丝"，这个道理想必大家都明白。人在病倒的时候，常常将所有的希望都交给医生，嘴边最常说的就是"医生，我这病什么时候好？"其实这个问题谁都回答不了，没有人能保证疾病在转变发展的过程中不发生别的变化，也不能保证药到病除，只能说每一次治病都是一次新的尝试，没有哪一种病是完全相同的，有时候一些细微的变化就能走向不同的结局。

当人的器官出现衰退发生病变的时候，补是补不回来的，它须靠修复、激活和再生才能从根本上予以解决。所以在治疗疾病的时候，万万不能心急焦躁，平时也要注意身体的保养，减少机体的损耗，延长身体器官的使用寿命，才能延年益寿。

03 | 信心是最好的良药

对于患有严重疾病的人而言，不仅要长期坚持治疗，承担高额的医疗费用，还须保持积极乐观的心态，全方位地配合医生的治疗，才能达到治疗效果。

很多病人往往对自己的身体并不了解，单纯地认为只要是生病就一定要吃药治疗。他们害怕自己"不行"，但是实际上人体的适应能力和应激能力是很强的，很多疾病并非要依靠药物治疗，自身的抵抗能力加强就能阻止病邪的侵袭。

有时候吃药并不能真正地解决问题，很多通过医学检查正常的人依旧会主观感觉自己有病，很多明明治愈了的病人却依旧觉得自己还病着。在疾病面前，大家都把自己想象得很弱小，觉得必须借助外物才能将病邪打败，其实这是一种错误的意识。

很多生命奇迹的出现都是因为患者自己坚定的信念创造的，他们以积极的心态去面对疾患，结局才往往出人意料。

除了必要的药物治疗之外，心理因素对疾病的转归有至关重要的作用和影响。古往今来，每逢士兵出征，将军都会鼓舞士气，无论是否兵力相当，都要树立必胜的信心。治病也是一样，确立你一定能战胜病魔的决心和信心，相信疾病不过是机体组织的免疫应激反应，是最终获得治愈的根本前提。

04 | 放心药，放心服

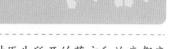

> 患者进医院就是将自己的健康和信任交给医生，对医生所开的药方和治疗都应无条件地相信和服从，方便医生随时根据病情调整用药和预判病情的转归。

医生在给患者治病的过程中，最忌讳患者擅自更改用药和治疗方法。因为患者专业知识缺乏，容易道听途说，在不清楚疾病本身的情况下，擅自停药或者增减用量，这都是对自己不负责任，严重的甚至会危及生命。

每一次治病，都是一个新的尝试，病情的变化不完全是由人控制。有的病人心情急躁，希望一剂药就能药到病除，这显然是不科学的，不说疾病是否会转变，光是药物起效就有一定的代谢周期。甚至有的病人对医生所开的药持怀疑态度，在服药时小心翼翼，偷偷地删减用量，或者换成其他替代药，最后达不到治疗效果，这些都是不可取的。

建议对自己疾病有疑虑的患者，最好是及时和医生沟通，说出自己的疑惑和见解，帮助医生更好地判断病情，医生给出具体的治疗方案之后应严格执行，不要自己随意改动。

多数患者在医院治病进展得顺利，都是建立在医患双方相互信任的基础上。患者放心服药，安心接受治疗，保持积极乐观的心态，会发现治病其实也是一个轻松的过程。

小病不求医

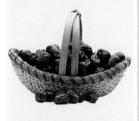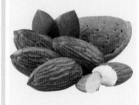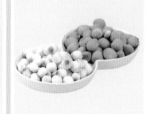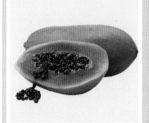

第二章

内科疾病小妙方，小病不慌张

内科疾病种类繁多，包括呼吸科疾病、消化科疾病、内分泌科疾病、泌尿科疾病、心血管内科疾病、神经精神科疾病等。内科疾病多以调理为主，一些神奇的小妙方对预防和治疗内科疾病非常有效。人体内部是健康事故的多发地，因此一定要引起人们的高度重视。

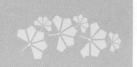

01 | 感冒

　　普通的感冒俗称为"伤风"，又称上呼吸道感染。起病较急，初期有咽干、鼻塞、咽痒、耳鸣或者伴有咽部瘙痒，发病数小时或隔天后可有喷嚏、鼻塞、流清涕等症状；数天后开始出现咽痛、呼吸不畅、声音嘶哑、流浊涕、少量咳嗽并且伴有胸痛，一般无发热以及全身症状，如果中间没有并发症，将在5～7天后自行痊愈。

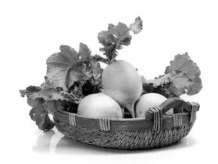

典型案例分析及验方分享

　　小王在一家上市公司工作，平时工作非常忙，常常要加班到深夜才能休息。前段时间，公司业务繁忙，恰逢换季，气温一下子降下来不少，昼夜温差很大，小王早上出门没注意，到了半夜，他感觉身体有点不舒服，但是想着工作要紧，他也没在意。结果，第二天早上起来发现自己怕冷、咳嗽，喉咙里痰多且呈白色带泡，走路汗多，手掌很热，还有点头晕。家人看见他的状况，都劝他先去医院看看，再不舒服也要先休息一两天。但是公司的工作实在是脱不开身，小王便在家里翻出了好久之前买的感冒药吃了两粒，身上加了一件大衣便急匆匆地出了门。

　　小王自诩平时身体不错，一年到头连个头疼脑热都没有，一个小小的感冒哪能就束手就擒、缴枪投降。所以，当他坐在开着空调的办公室里开始头痛的时候，他还是对自己的身体状况很乐观的。

　　过了两天，小王仍然坚持不去医院，这时候他已经出现头昏脑胀、咳嗽胸痛、声音嘶哑、鼻涕横流的症状，一阵风吹过来就能使他全身冷得发抖，还因为连续高强度的加班而显得面色苍白，这个样子，别说是工作，就连正常的生活都不能自理。小王原本想着吃点感冒药就会药到病除，结果病情反而越来越严重，最终在家人的坚持下去了医院。

医院检查结果出来，一个普通的小感冒已经恶化成了肺炎，并伴有急性扁桃体炎、喉头水肿等并发症，还有并发心肌炎的趋势。本来一个星期就可以自行痊愈的小问题，愣是给拖成了老大难。面对着一脸责备的医生，小王后悔不已，在他一再请求下，医生告诉了他几个简单实用的小偏方，并告诉他患上小感冒后能自己处理的方法。

感冒小偏方：葱白萝卜汤。取萝卜1个，葱白6根，生姜15克。用三碗水将处理好的萝卜先煮熟，再放入洗净、切好的葱白、姜同煮，至一碗水后乘热连渣一次服下。其中葱白和生姜具有发汗解表、通达阳气的功效；萝卜能补气，冬天经常吃萝卜炖羊肉可以驱寒。现在小王是感染了风寒，所以用这个方子是再好不过的了。

对于感冒，并没有什么一劳永逸的治疗方法，要想自己少吃点苦头，少走弯路，就得提高自己的预防意识，在疾病来临的早期应尽早治疗，或将疾病控制在萌芽状态。掌握一些生活小常识，了解一些治病的"小手段"，就能给自己减少好多麻烦。

此方在感冒初期能起到很好的预防作用，同时还能当成补益药膳来服用。其中，葱白、姜都是宣肺解表、化痰止咳之物，具有驱散风寒的功效，服用后微微出汗，病邪会随汗而解。

如果方法得当，感冒一般在3天左右即可好转或者自愈，如果超过5天还没有丝毫的好转，须及时到医院就诊。平时注意多锻炼身体，增强体质，劳逸结合，生活有规律。

对症食疗方

　　俗话说，疾病要"三分治，七分养"。对于感冒，应加强饮食调护，注意食补养肺健胃，可以适当地进补一些养阴清肺的生津之品。不宜吃生冷食物，所以最好将食材做成汤、粥之类的温补食品。无论何种类型的感冒，也不论处在什么季节，患了感冒须记住的一点就是要多喝水，但不宜喝太冷或太热的水，应多喝温开水，以滋润呼吸道，缓解咽喉疼痛。

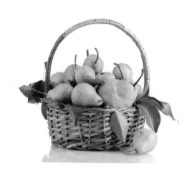

胖大海炖雪梨

材 料
胖大海 20 克，雪梨
185 克。

调 料
冰糖 25 克。

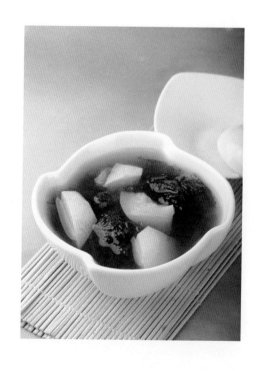

做 法

1 将洗好的雪梨切瓣，去核，切成丁，备用。

2 砂锅中注入适量的清水烧开，倒入洗好的胖大海。

3 盖上盖，烧开后用小火炖 10 分钟，至其释放出有效成分。

4 揭盖，倒入切好的雪梨。盖上盖，用小火续炖 10 分钟，至其熟透。

5 揭盖，加入冰糖，搅拌至冰糖完全溶化。

6 关火，盛出炖煮好的甜汤，装入碗中即可食用。

取穴推拿

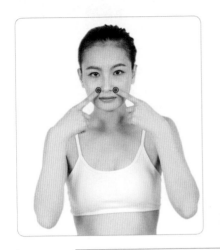

迎香

迎香穴位于人体面部鼻翼旁开 0.5 寸的皱纹处，正卧或者仰卧，双手轻握拳状，示指中指并拢，中指指尖贴在鼻翼的两侧，示指指尖所在的位置即是迎香穴。以示指或中指的指腹反复掐揉迎香穴，有酸麻的感觉，每次掐揉 5 分钟。

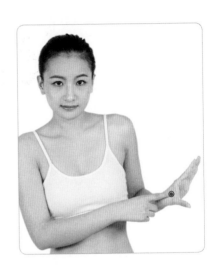

合谷

合谷穴位于手背第 1、第 2 掌骨间，第 2 掌骨桡侧的中点处。一只手自然伸展，另一只手轻握空拳，拇指和示指略微弯曲，指腹相对着力于伸展的手掌之上；以拇指指腹垂直按压拇指与示指之间凹陷处的合谷穴，有酸胀痛感，左右两手分别施以按压，每次各按 3 分钟。

预防措施

1. 视气温增减衣物，出汗时不要马上脱衣捂帽，避免伤风受凉。
2. 每天晨起后，到室外散步或做体操，加强锻炼，增强体质。
3. 注意与呼吸道患者的隔离，防止交叉感染等。晚上睡觉时不要把被子乱扔，不要将空调温度调到太低。
4. 在流感季节注意预防呼吸道感染，应勤洗手，多喝水，保持充足的睡眠。
5. 每天两手伸开，以掌相搓 30 次，并向迎香穴按摩 10 次。

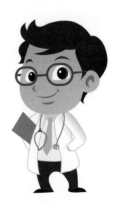

>>>>>>>>>>>>>>>>>>>>

02 | 咳嗽

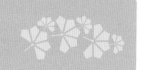

咳嗽是因外感六淫，脏腑内伤，影响于肺所致有声有痰之证。是人体清除呼吸道内的分泌物或异物的保护性呼吸反射动作。虽然咳嗽对于人体有其有利的一面，但长期剧烈的咳嗽可导致呼吸道出血。《素问》曰："咳谓无痰而有声，肺气伤而不清也；嗽是无声而有痰，脾湿动而为痰也。咳嗽谓有痰而有声，盖因伤于肺气动于脾湿，咳而为嗽也。"

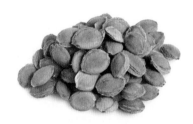

典型案例分析及验方分享

老李的儿子小李今年刚大学毕业，顺利地参加工作，工作业绩突出，事业正处在上升期，可以说是前途一片光明。老李提到儿子总是满脸的自豪，时刻都是一副笑容可掬的模样。但是最近发现，平时乐观开朗的老李总是愁眉苦脸，偶尔还唉声叹气，仿佛有什么心事。他的一个医生朋友见状难免关心一下，正好老李也有事情要向他请教，老李便向朋友吐露了苦恼的缘由。

原来他儿子小李前一阵子晚上和部门同事聚餐，喝多了点酒，回来就醉得不省人事。第二天早上昏昏沉沉、精神恍惚地去上班，差点将上司交代的工作搞砸，被经理训斥得冷汗直流，回来就病倒了，头痛、发热、浑身酸软、不思饮食，做什么都没有精神。

看见平时生龙活虎的儿子病恹恹地躺在床上，老李十分心疼，叫他去医院又不去，说最近公司事情多，他作为一个刚去的新人，总请假不好，晚上发个汗就好了，如不行再去药店买点药。就这样，小李在家躺了一晚，第二天就继续上班去了。第二天除了有点咳嗽之外，看起来似乎已经恢复得差不多了。但是老李最近发现，儿子似乎一直在咳嗽，有时候为了不影响其他人休息，尽量压低声音咳，慢慢地咳嗽越来越严重，现在已经是克制不住地咳了。昨天还听儿子说胸口痛，咽喉也痛，白天的时候还好，晚上睡觉的时候就会咳嗽不止，第二天早上嗓子疼，一咳嗽头就胀胀的。其实小李之前咳了半个月稍微好一些，后来因为又患感冒又开始咳嗽了。现在咳嗽咳得头晕，晚上睡觉咳得睡不着，或者是睡着后因咳嗽咳醒。先开始咳还有痰，现在几乎完全是干咳。

医生朋友问老李，小李中间吃过什么药没有。这下子老李像是找到了知音，一股脑将小李最近吃过的药说了出来，什么类型的都有，杂七杂八一大堆。听得医生朋友直皱眉，说："他这是把药当饭吃啊，这么多药，先不说疗效如何，光是对肝肾的损害就不小。我劝你告诉你儿子，不管什么药，先停一停，不然会越吃越糟糕。我倒是有几个小方法，说不定能帮得上你的儿子。"对于朋友的医术，老李当然是信得过的，赶忙请教是什么方子，医生朋友便说了个小方法，并叮嘱老李要他儿子最近不要饮酒，注意休息，老李如获至宝地回到家。

医生给老李的小验方是：双仁蜜饯。取甜杏仁、核桃仁各250克，蜂蜜500克。先将甜杏仁、核桃仁去皮，研细，加入蜂蜜拌匀，搓成丸状，密封保存。每次服用3克，一天2次。这个方法有一个好处，就是不必天天熬不便携带的汤药，做成丸子服用非常方便，而且适合长期服用。

果然，过了一周，老李就打电话给医生朋友道谢，说他儿子按此方子服用后，现在咳嗽已经有了很大的好转，胸口也不痛了，估计过不了多久就能痊愈。

上述病例中的小李由于饮酒过量，又恰逢饱食冷饮，乃浊气上升灼伤肺胃，之后又没有进行针对性地治疗，而是胡乱吃药，再加上没有得到很好的休息，已经伤及到肾，所以治疗应当以宣肺止咳、化痰平喘为主，辅以补肾益胃。

对症食疗方

　　对于咳嗽，特别是长期久咳不愈的患者，食补是最为适合的治疗方法，因为长期服药伤胃伤肾，而且也会令人心情郁闷。咳嗽的患者，咽喉和肺部长时间受到刺激而变得很敏感，所以在食物的选择上应注意不要食用温度过高、过低、刺激性强、口味偏重的食物；选择食用水果时，应少吃生冷刺激性强的水果，宜选择吃一些化痰止咳类的雪梨、杏、苹果等。

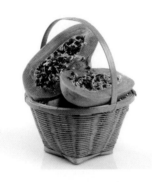

百部杏仁炖木瓜

材料
木瓜 300 克，杏仁 20 克，百部 5 克，陈皮 3 克。

调料
冰糖 40 克。

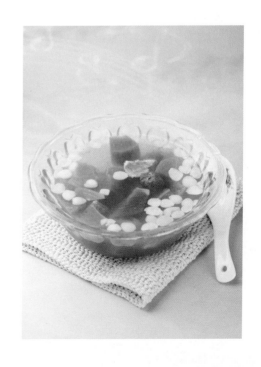

做法

1. 去皮、去瓤、洗净的木瓜切成小瓣，再切成小块，备用。
2. 砂锅中注入适量的清水，烧开后倒入洗好的杏仁、百部、陈皮和切好的木瓜块。
3. 盖上盖，烧开后用小火煮 20 分钟，至食材熟软。
4. 揭盖，加入冰糖，搅拌至其溶化。
5. 关火后盛出煮好的汤，装入汤碗中即可。

取穴推拿

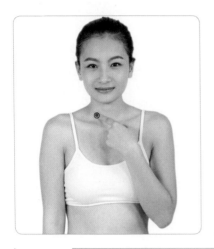

水突

水突穴位于胸锁乳突肌前缘，人迎穴与气舍穴连线的中点。正坐，双手抬起至肩高，以示指或拇指指端轻揉、点压，每次点揉3分钟。

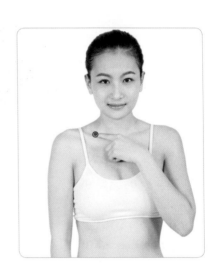

缺盆

人体的锁骨上窝中央，前正中线旁开4寸即为缺盆。正坐，以人体前正中线为基准，左右测量4寸距离；以示指或中指指腹按揉该穴，每次大约3分钟。

预防措施

1 加强锻炼，多进行户外活动，提高机体的免疫能力。

2 气候转变时及时增减衣服，防止过冷或过热。

3 少去拥挤的公共场所，避免与咳嗽患者接触，减少感染机会。

4 经常开窗，室内保持空气流通。防咳嗽先防感冒，家人有感冒时，室内可用醋熏蒸消毒，防止病毒感染。

5 加强生活调理，饮食适宜，保证睡眠，居室环境应安静，空气要清新。

6 平时适当食用梨和萝卜，对咳嗽有一定的预防作用。

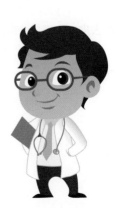

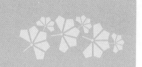

03 | 失眠

失眠是指无法入睡或无法保持睡眠状态，导致睡眠不足的一种生理状态。随着生活节奏加快，工作压力上升，白天焦虑，晚上烦闷，失眠成为许多现代都市人的通病。失眠往往会给患者带来极大的痛苦和心理负担，又会因为滥用药物而造成身体损伤，不过失眠并非不可控制，有很多种方法可供大家选择，大家可依据各自的情况酌情进行选用。

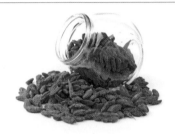

典型案例分析及验方分享

在纺织厂工作的刘姐，其工作性质是三班倒，所以生活节奏不规律，年轻的时候她还感觉不到有什么不适，困了、累了眯一会儿就能过去，现在刘姐年纪大了，就感觉有些吃力，尤其是下晚班回去之后，明明困得睁不开眼睛，但就是睡不着，要不然就是醒得特别早，整个人提不起精神来。

就这么过了一两个月，刘姐的身体终于扛不住了，在一个夜班工作时间，她晕倒在车间，被工友们手忙脚乱地送到医院。医生一看，说这是过度劳累造成的，睡一觉就没事了，如果实在是睡不着，那就用点药。而我恰好认识刘姐的丈夫，谈起刘姐的情况，这个大男人也不免唉声叹气，我问他现在怎么样，有没有好转。他说目前来看，人倒是和之前没什么差别，就是更加容易累，脸色也苍白了许多，最闹心的就是晚上还是睡不着，一有点动静都能惊醒，吃得也不多，整天病恹恹的，干什么都不能集中注意力，现在已经请假在家休养了。眼看着她日渐憔悴，刘姐的丈夫心里很不好受。

作为一个过来人，我当然知道失眠有多么痛苦，便拍了拍刘姐丈夫的肩膀说："你要是信得过我，我这里有几个小验方，要不要拿去试试？"他一听有治疗方法，立即问道："现在真是没办法了，安眠药也不管用，大夫都不敢给她开药了，你可得救救我们。"我说："先别急，我这方法，也许有用。"

鉴于刘姐失眠已久，也不爱吃苦涩的中药，结合她的身体状况，最后选择了两道茶饮，即丹参枣仁安神茶和枸杞茶，让她搭配着喝。丹参枣仁安神茶，其中丹参补血活血，酸枣仁养心安神，对促进睡眠十分有帮助。这道茶晚上洗完澡上床睡觉之前服用，效果更佳。具体做法：取洁净的酸枣仁25克，丹参15克，洗净后放入砂锅煎煮15分钟，然后倒入茶杯饮用即可。

另外一个方子是枸杞茶（枸杞补肝肾），其具体做法：每天取出枸杞10～15克，放入茶杯，用开水冲泡，温后饮用。当枸杞味道变淡时，即更换上新的枸杞泡水。对于刘姐这样的身体状况，晚上喝安神茶，帮助改善睡眠，白天喝枸杞茶，可对抗疲劳，提神醒脑，让白天的精气神充足一些。

酸枣仁的功效，我国最早的一部药书《神农本草经》中记载："补中益肝，坚筋骨，助阴气，皆酸枣仁之功也。"明代李时珍《本草纲目》中记载，酸枣仁"熟用疗胆虚不得眠，烦渴虚汗之症；生用疗胆热好眠，皆足厥阴少阳药也"。

现代研究发现，酸枣仁具有镇静催眠、抗惊厥、抗心律失常的作用，能抑制中枢神经系统，对促进失眠者在夜间进入睡眠有良好的效果。

刘姐的丈夫回去之后，刘姐很快按照我提供的验方及方法调理起来，饮用了一段时间调理失眠的茶饮之后，刘姐的精神状态较之前好多了，晚上也终于能睡个好觉了，常常一觉到天明，白天也不感觉疲劳了，饭量也比之前大。她特地打电话来道谢，还说她身边的工友也有失眠情况的都从她这儿取经，效果都还不错。

对症食疗方

　　对于失眠日久的患者，很多人都对各种镇定类药物有了一定的耐受，大剂量使用镇定药物对身体产生危害，服用小剂量镇定药又不顶用，这时食补辅助相应的按摩针灸会有出其不意的效果。在情绪上也要自我调节，性格豁达开朗；劳逸结合，让大脑充分休息等等；睡前不上网，不玩儿电脑，忌喝浓茶、咖啡等刺激性的饮品。

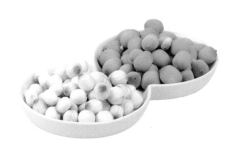

枣仁莲子粥

材 料
大米 200 克，酸枣仁粉 6 克，枸杞 10 克，莲子 20 克。

调 料
白糖适量。

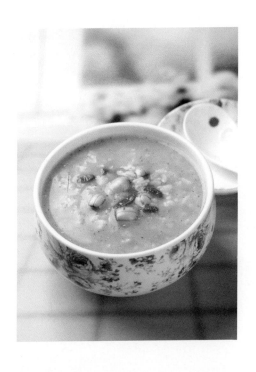

做 法

1 砂锅中注入适量清水，用大火烧热。

2 倒入洗净的大米，搅匀。盖上盖，烧开后转小火煮 20 分钟。

3 揭开盖，倒入备好的莲子、枸杞、酸枣仁粉。

4 再盖上盖，续煮 40 分钟至食材熟透。

5 揭开盖，加入适量白糖，搅拌均匀至溶化。

6 关火后将煮好的粥盛出，装入碗中即可。

取穴推拿

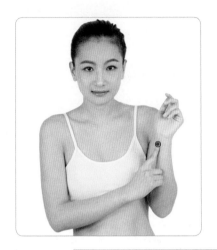

三阴交

三阴交穴位于人体小腿内侧，足内踝上缘四指宽，踝尖正上方胫骨边缘凹陷中。正坐或仰卧，单手手掌放置在踝关节，除拇指以外其余四指轻轻握住踝部；拇指弯曲，用指尖垂直按压胫骨后缘的三阴交穴，会有强烈的酸痛感，每次按压1～3分钟。注意：孕妇禁按此穴。

内关

内关穴位于前臂正中，腕横纹上2寸，在桡侧屈腕肌腱同掌长肌腱之间。正坐、手平伸、掌心向上；轻轻握住拳，手腕后隐约可见两条筋；用另外一只手轻轻握住手腕后，拇指弯曲，用指尖或指甲尖垂直掐按手腕横纹中央往上大约三指宽中央部位的内关穴，有酸胀、微痛感，每次掐按1～3分钟。

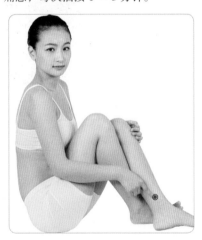

预防措施

1. 对身患各种疾病从而影响睡眠的患者，应当首先治疗原发病，再纠正继发性失眠。
2. 平时宜加强精神修养，避免情志过极造成失眠。
3. 每天适量运动，以缓和交感神经系统，改善睡眠。
4. 失眠者可适当服用一些有益睡眠的食物，如蜂蜜、桂圆、牛奶、大枣、木耳等，还可以配合药膳保健。
5. 睡前避免用脑过度、情绪激动、睡前用餐等等加重身体负担的行为。

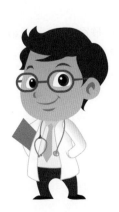

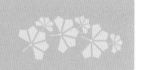

04 | 健忘

健忘就是大脑的思考能力暂时出现了障碍，因此该症状随着时间的推移会自然消失。人的最佳记忆力出现在 20 岁前后，25 岁前后记忆力开始正式下降，年龄越大记忆力越差，因此二十多岁和三十多岁的人被健忘困扰也不是奇怪的事。但是记忆力对于人的生活是一件非常重要的事情，如果一个人老是忘记事情，对他的生活与工作都会产生很大的影响。

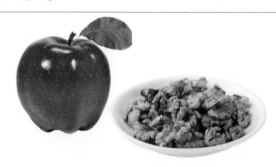

典型案例分析及验方分享

今年刚上高三的小奇一直是班上的优等生，是老师重点关注的对象，也是父母、亲人的骄傲。但是开学以来的几次模拟考试小奇发挥得并不理想，甚至是一次不如一次。人也越来越沉默，很多时候整天不说一句话，和同学之间也没有什么交流。

学校观察到这孩子状态不对劲，就通知他的父母，双方互相找找原因。总不能看见一个好苗子就这么荒废下去。见父母来学校，小奇更加不愿说话，任凭大家怎么问就是不做声。最后没办法，孩子的母亲给我打了电话，说小奇从小就听我的话，想问问我具体是什么原因。

小奇这个孩子，我一直很喜欢，听话、聪明、懂事，是个难得的好苗子，我便问了问。得知是因为前两次模拟考试考得不理想，小奇的心理压力很大，加上来自父母、老师的无形的压力，导致他失眠了，然后就是记不住东西，从前很容易记住的东西现在要背好久还是记不住。

"我也想考得好一点，但是就是记不住啊。"电话那头小奇哭着说道。我忙安慰他："你这只是暂时的，你最近心理压力大，精神高度紧张，难免会遇到这样的情况，只要好好调理，你的知识都会回来的。"

像小奇这样的例子在现实生活中并不少见，主要是因为孩子学习压力大，精神过度紧张会出现短暂的记忆力减退，等到心情放松了，就会自己自然地恢复了。本来我想给小奇做一下心理疏导就行了，但是考虑到他现在是高三学生，正是用脑的时候，便介绍了一个小验方——既能增强记忆力又能补气血的核桃苹果茶。

核桃苹果茶的具体做法：将 2 个苹果洗净，去皮剁碎，与核桃仁（60 克）一起放入容器中，加水适量，先用大火煮沸，再改用小火煮上 30 分钟后，加入红糖即可，每天 2 次，代茶饮用。

《本草纲目》记载，核桃仁有"补气养血，润燥化痰"的功效。现代医学证明，核桃中的磷脂对脑神经有很好的保健作用；中医认为苹果具有生津止渴、润肺除烦、健脾益胃等作用，苹果中含有多种维生素、矿物质，是构成大脑所必需的营养成分。核桃与苹果同用，可以增强记忆力。

按照我推荐的饮茶小验方，过了几个星期，小奇自己打电话和我说他现在精神状态比之前好了很多，记东西也比以前快了，丢三落四的情况也改善了不少，现在正全力准备着下一场大型的模拟考试，准备大展身手。我笑着祝福他，希望他高考能有个好成绩，并叮嘱他可以继续服用这个茶饮，还可以起到健脑的作用。

对症食疗方

　　健忘的原因有很多，情绪低落、失眠、疾病、用脑过度或者不良嗜好等等，都会造成短暂的健忘。当我们年纪增大时，因身体脏腑功能下降，记忆力也随之减退，有的老年人的记忆力在不知不觉中丧失，所以在平时生活中应注意预防，做到早发现、早治疗。下面给大家推荐两个治疗健忘的食疗方，帮助大家更好地预防健忘。

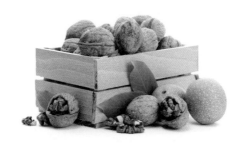

核桃枸杞粥

材 料
核桃仁 30 克，枸杞 8 克，水发大米 150 克。

调 料
红糖 20 克。

做 法

1. 锅中注入适量的清水，烧开，倒入洗净的大米和洗好的核桃仁，搅拌均匀。
2. 盖上盖，用小火煮约 30 分钟至食材熟软。
3. 揭盖，放入洗净的枸杞，搅拌匀。再盖上盖，煮 10 分钟至食材熟透。
4. 揭盖，放入红糖，搅拌均匀至溶化。
5. 关火后盛出煮好的粥，装入碗中即可。

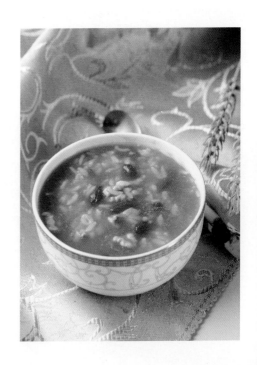

取穴推拿

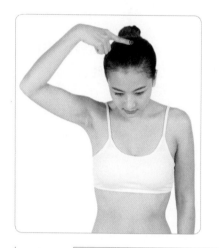

四神聪

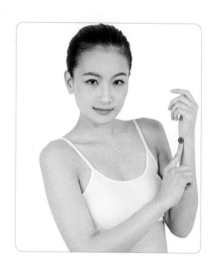

四神聪穴位于头顶部，当百会前后左右各1寸，共4穴。主治头痛、眩晕、失眠、健忘、神经衰弱，每天可以用示指指尖点按四神聪穴100～200次。

神门

神门穴位于腕部，腕掌侧横纹尺侧端，尺侧腕屈肌腱的桡侧凹陷处。用拇指弹拨神门穴片刻，然后松开，反复10～15次，也可以用艾条温和灸神门穴5～10分钟，每天1次，主治失眠、健忘、怔忡。

预防措施

1 培养乐观开朗的性格和广泛的情趣，多进行沟通交流，使脑细胞时常处于活跃状态，从而减缓记忆力下降。

2 多听旋律优美的乐曲，放松心情，平复紧张的神经。

3 合理调节工作生活，多动脑思考，多看书学习。

4 在饮食上多补充蛋白质、微量元素等营养物质。

5 养成随手记录的习惯，外出购物或出差时列一个清单等。

6 工作、学习、生活及娱乐应有规律、有度，应保证充足的睡眠。

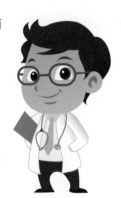

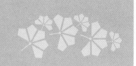

05 | 偏头痛

偏头痛是一种常见的慢性神经血管性疾病，出现在女性身上比男性多，而且多在青春期发病，月经期容易发作，妊娠期或者绝经后发作减少或停止。很多职业女性，正苦恼地面对这个问题。发作的时候拼命地按摩太阳穴都不能缓解疼痛，无奈之下只能吃止痛药。虽说偏头痛不算是大病，但是给患者带来的困扰和精神上的压力，远远大于偏头痛带来的痛苦。

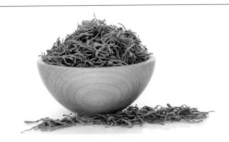

典型案例分析及验方分享

刘女士就是这样的一个例子。刘女士是一家出版社的编辑，因她所在的公司刚刚上市，工作量陡然增加，经常要加班加点，几乎每天晚上 10 点以后才能回家。这样超时超负荷的工作，时间一长，刘女士回到家躺在床上，脑袋也持续兴奋地睡不着觉，使得她晚上休息不好，第二天异常疲惫，感觉自己身体越来越弱，有时候不得不请假在家休息，上班时注意力难以集中，常常出现头痛、眼痛的症状。

她感觉自己现在这种状态已经完全影响到了正常的工作生活，所以过来找我，让我为她想想办法，改善一下现在的状况。我观察到她脸色透着不正常的白，有几分疲惫，而且经常性地头痛，使她成天皱紧眉头，看起来整个人黯淡无光，没有生气。

我详细询问了一下她最近的生活、工作状态，得知她自从做了编辑以来，生活毫无规律可言，偏头痛发作的频率越来越高，而且经期会加重。头痛的时候眼睛怕光，感觉头上的血管就快要爆炸一样，有时候还会出现呕吐的现象。一回到家就直接躺在床上，可是头痛并不能缓解，严重影响到了睡眠质量。

因睡眠不足，白天无精打采，工作也大受影响。就算是有充分的时间休息，偏头痛有所减轻，但只要一工作容易复发，十分耽误事情。时间一久，温柔体贴的刘女士性格变得暴躁，和家人、同事的关系也陷入了紧张状态。

这样的生活让刘女士每天家庭、工作两边受气，自己身体还不好，心理素质变得极其脆弱。她希望我能给她开点中药，让她早日脱离"苦海"。可是她又没有时间熬药，还有多年的胃病，一吃苦的东西就胃痛，希望能尽量开一些味道甘甜一点的中药。我说："你要求的基本上是没有的，不过我这里有几个食疗方，你要是有耐心去做，效果也不差，不妨试试。"

我为她提供了2个小方子，一是菊花白芷茶，具体做法：取菊花、白芷各9克，研成细末，开水冲泡代茶饮。中医认为，白芷性温，味辛，入肺、脾、胃经，为阳明经引经药，具有祛风湿、活血排脓、生肌止痛的功效，用于头痛、牙痛、鼻渊、肠风痔漏、赤白带下、痈疽疮疡、皮肤瘙痒等症。菊花疏风清热、明目解毒。二者合用，对偏头痛患者有较好的疗效。对于刘女士这样长时间工作在电脑前的上班族，桌上放一杯菊花茶显然必不可少，何不一物二用呢，上班的时候为了方便，可以直接就泡几朵菊花茶饮，也能起到缓解头痛的作用。

二是白萝卜汁，具体做法：取白萝卜（辣者为佳）洗净，捣烂取汁，加冰片溶化之后，仰卧，缓缓注入鼻孔，左痛注右，右痛注左，可以开窍醒脑、缓解偏头痛。

按照我说的方法，刘女士在家里的时候就用白萝卜汁滴鼻，在公司以菊花白芷泡茶喝，这样坚持了一个月之后，她的症状得到了很大的改善，偏头痛发作的次数明显地减少，就算是发作，也不会像之前那样影响工作和生活了。

对症食疗方

　　久患头痛疾病的患者，其性格易发生变化，往往性情变得暴躁。又因疾患久治不愈，生活受到重大影响，心理脆弱，丧失信心，时间长了对人的心脑血管将产生不利影响，头痛发作后引发脑血栓、高血压、脑出血，在临床上也较常见。有偏头痛的患者，平时生活上除了注意休息和心理调节之外，还应注意良好的饮食习惯，一些有效的食疗方能够很好地缓解头痛，并且能帮助患者增强体质。

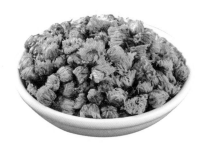

天麻双花粥

材料
水发大米 130 克，天麻 10 克，金银花 5 克，茯苓 10 克，川芎 8 克，菊花少许。

调料
白糖 4 克。

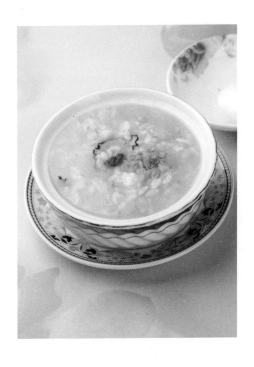

做法

1　砂锅中注入适量清水，用大火烧开。

2　倒入备好的天麻、金银花、茯苓、川芎、菊花、大米。

3　搅匀，盖上锅盖，烧开后用小火煮约 40 分钟至材料熟透。

4　揭开锅盖，加入少许白糖，搅拌均匀，至粥味道散出。

5　关火后盛出煮好的粥，装入碗中即可。

取穴推拿

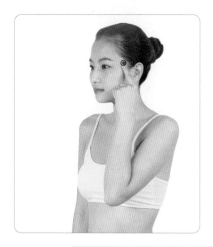

神庭

神庭穴位于人体头部，当前发际正中直上 0.5 寸处。正坐或仰卧，双手举过头，手掌心朝下，手掌放松，自然弯曲，手指尖下垂，大约成瓢状，中指指尖碰触的部位即为神庭穴。左右手的示指指尖垂直，相并放在穴位上；指甲或指背轻触，用双手示指的指尖揉按穴位，或者用指甲尖掐按穴位，每次 3 ~ 5 分钟。

太阳

太阳穴位于人体面部，耳郭之前，前额两侧，外眼角延长线的上方，两眉梢后凹陷处。正坐，举起双手，掌心向内，示指的指腹向内，揉按耳郭前面，前额两侧，外眼角延长线的上方，两眉梢后凹陷处的太阳穴，力度适中，每次揉按 2 分钟。

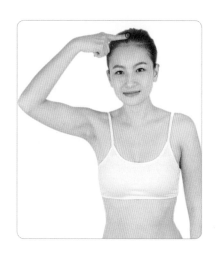

预防措施

1 坚持规律的作息时间，防治身体的亚健康状态等。
2 找出头痛的诱因及缓解的措施，并尽可能避免发病因素。
3 少吃可能引发头痛的食物，摄取足够的含有铁质与维生素 B₂ 的食物，如鸡蛋等。
4 经常保持微笑，学会放松心情，调整精神状态。
5 做深呼吸训练、调息的运动和肩颈运动，可帮助患者稳定自主神经系统，缓解焦虑、肌肉紧绷等症状。

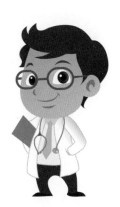

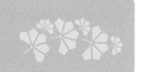

06 | 眩晕

眩晕是目眩与头晕的总称。目眩即眼黑或者眼前发黑，视物模糊；头晕即感觉自身或外界景物旋转，站立不稳。二者常同时出现，故统称为眩晕。情志不适可引发眩晕，如恼怒过度，导致肝气郁结，肝火上逆，忧思伤脾，气血乏源，日久清窍失养，均可发生眩晕。疲倦过度或淫欲过度，损伤肾精，精气不足，髓海空虚也可致病。

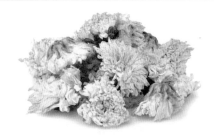

典型案例分析及验方分享

李先生今年 30 岁，就职于一家游戏公司，从事电脑编程工作。最近公司准备给原有的一款游戏更换底层数据，建模全部推翻重做，工作量堪比新开发一个游戏的两倍，各部门几乎都是通宵加班，身为程序员，李先生已经一个月没出公司的大门了。每天十几个小时待在电脑前一动不动，身体一直保持半僵硬状态，时间一久，他开始就感觉颈部不舒服。用手按一按，一阵酸麻让他几乎手臂都抬不起来，上午稍微休息一下，准备起身去接水喝，刚一站起来，就一阵眩晕，眼前一片雪花，耳朵什么声音都听不见，脑门上的虚汗一下子就冒了出来。李先生甩了甩头，扶住桌子缓了缓。这种情况他之前遇到过很多次，每次加班时间长一点就是这样，所以这次他想只要休息一会儿就没事了。结果，等到眼睛恢复，刚走没两步，李先生就觉得头晕得更厉害了，头顶的天花板仿佛在转，然后就一头栽倒在地上。还好旁边是沙发，没有摔伤，被闻声赶来的同事扶到沙发上，躺了一会儿才清醒了点。其中一个同事之前因为落枕找我扎针，我们留了联系方式，这个同事就推荐李先生来找我做个理疗，说这看着很像是颈椎病。

李先生来得很快，我先看了看他的气色，脸色苍白，目下青灰，双眼肿胀无神，看起来满脸疲惫，说话间仿佛随时都能睡着。但是现在脖子痛得睡不着，就更加折磨人了。我稍微用力按一下他的颈椎，里面就"咔咔"地响。他的肩膀也酸痛得不得了，这个时候我心里已经有了一个初步的判断，便说道："李先生，你尝试着转动一下脖子，速度稍微慢一点，然后再低头、仰头试试看。"李先生照着做了一下，连说："不行！不行！根本转不动！一转就疼，仿佛有什么东西扯住了，一转就晕。"

李先生的这种情况其实就是医学上所说的"颈性眩晕"，中医称为"项痹"。由于他是长期伏案工作者，正是这种长时间持续保持低头状态，在一定程度上破坏了颈椎曲度，导致颈椎生理曲度反张，即反向弯曲，颈椎间盘突出，压迫了神经。一般临床上都伴有头晕、恶心、呕吐、耳鸣、视物不清等症状，最突出的特点为体位性眩晕，即当改变体位尤其是扭转头部时眩晕加重，严重者可发生猝倒，但一般不伴有意识障碍。

针对李先生的病情，我给他推荐了一道白菊花茶，让他在上班时拿来泡水喝。具体做法：每次取白菊花、金银花各6克，用沸水冲泡，代茶饮。

白菊花，又名甘菊、杭菊、杭白菊、茶菊、药菊。味辛、苦、甘，性微寒，归肺、肝经。具有养肝明目、清心、补肾，以及调整血脂等功效。主治：风热感冒，发热头痛，目赤昏花，肝肾不足，眩晕惊风。金银花，别名忍冬、二花、双花，性味甘、辛、寒，归肺、胃、心、大肠经，具有清热解毒、凉血化瘀之功效。

李先生回去之后用了我介绍的方法，眩晕症果然减轻了许多，还把这个方法告诉他的同事们，大家普遍反响不错。

其实，很多职场疾病都是因为一些固定位置的肌肉"劳累过度"而引发的。这类人员工作中应该注意劳逸结合，宜定时休息并进行适度的抬头、转头等训练，以增强颈部肌肉韧带的血液循环，增强弹性，避免积累性劳损。

对症食疗方

经常性头晕的上班族可多吃些豆类和含铁多的菠菜。铁质是产生人体能量的主要介质,它担负着向人体器官和肌肉输送氧气的重要任务。因此,如果人体内缺乏铁质,就会导致贫血,使人感到头晕、乏力。经常吃一些红豆、黑豆或者黄豆,能起到补充铁质的作用,并能有效地改善疲劳。

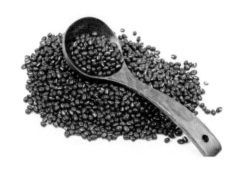

天麻炖鸡

材料
鸡块 400 克,天麻 5 克,
红枣 20 克,枸杞 10 克,
姜片、葱段各少许。

调料
盐 2 克,鸡精 2 克,
料酒 18 毫升。

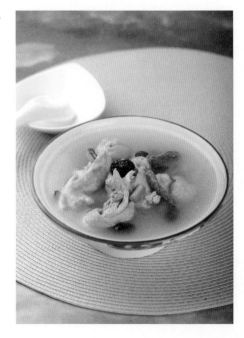

做法

1 锅中注入适量清水,烧开,倒入洗净的鸡块,淋入适量的料酒,搅拌匀,煮至沸,氽去血水。

2 把氽煮好的鸡块捞出,沥干水分,待用。

3 砂锅中注入适量清水,烧开,放入备好的红枣、姜片、天麻、枸杞。

4 倒入氽过水的鸡块,淋入适量的料酒,拌匀,盖上盖,用小火炖 30 分钟,至食材熟透。

5 揭开盖,放入少许盐、鸡精,搅匀调味。

6 将煮好的汤料盛出,装入汤碗中,放上葱段即可。

取穴推拿

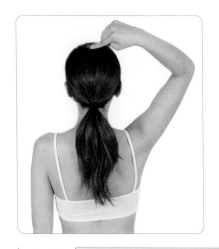

百会

百会穴位于头部，当前发际正中直上5寸，或两耳尖连线的中点处。正坐或者仰卧，每天用拇指指腹揉按或者指尖点按百会穴60~100次，长期按摩，可防治脱发、眩晕、中风（又称脑卒中，下同）失语等。

太冲

太冲穴位于足背侧，当第一跖骨间隙的后方凹陷处。主治头晕、眩晕、遗尿、月经不调。用拇指指尖掐按太冲穴3~5次，每天坚持，能够治疗头晕、眩晕。

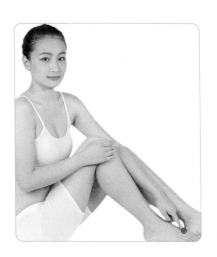

预防措施

1. 饮食应以富有营养和新鲜清淡为原则。
2. 眩晕患者应胸怀宽广，精神乐观，心情舒畅，情绪稳定。
3. 合理规范生活作息，保持充足的睡眠。
4. 避免头颈左右前后的转动，防止因内耳和颈椎病变引起的眩晕。
5. 声、光的刺激也可加重眩晕，故居室宜安静，光线应稍暗淡。

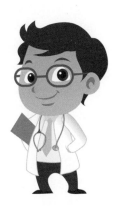

07 | 胃痛

胃痛，中医又称为胃脘痛，属于消化系统疾病。胃痛是很常见的疾病，几乎人人都患过。导致胃痛的原因有很多，包括工作过度紧张、饮酒过量、吃辣过度、食无定时、吃饱后马上运动或工作，经常进食难消化的食物等等。胃痛常见的临床表现有寒邪克胃、饮食伤胃、肝气犯胃和脾胃虚弱等。

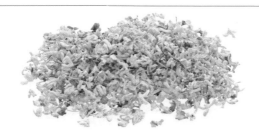

典型案例分析及验方分享

前些天老同学聚会，大家许多年不见，彼此都很激动。餐后大家坐在一起聊天，我看见老同学老秦面色有些苍白，他打开手提包倒出来一堆花花绿绿的药瓶，一边熟练地拧开瓶盖一边感慨地说，自己这身体就是个药罐子，时刻都离不开药。

平时人们总会有个小病小痛的，对老秦的表现见怪不怪，转而谈起了家庭琐事。观察到老秦吃药后躺了一会儿，喝了一杯水，然后就满头大汗地捂着肚子倒在沙发里，大家都吓了一跳，忙过去问怎么了。

老秦看见大家关切的目光，摆摆手说不碍事，老毛病了，年轻时就这样，一直都是胃不好，休息一会儿就好了。我觉得不对劲儿，便问道："老秦，你这毛病多久了？"老秦见是我问，才想起我是医生，忙说道："都是年轻不懂事，那时候只知道工作挣钱，吃饭作息都不规律，饥一顿饱一餐的，还要出去应酬，那酒喝的，我现在都不敢想。"说罢叹了口气，"这都怪自己，当时要是注意点，也免得老来受罪。"我说："你也别丧气，说说你现在的情况，看看我能不能想想办法。""也不是一直痛，就是有时候觉得饿的时候就好痛。吃饱了就好了，有时候莫名其妙地痛，但是按一会儿就好了。"

看他舌苔淡而发白，面色也有点苍白，问他最近胃口如何，老秦说："最近公司股东大会，大家几乎都是天天开会，吃饭也不能准点，不过也还好，反正开着空调，我这个胖子也好过。"我说："老秦啊，你这显然是胃部受寒了，是不是有胃部隐痛，喜温喜按，饿时痛增，得食则减的症状？""对啊，就是你说的这些，我还以为是不是我老毛病犯了，原来是吹空调了？"老秦一脸震惊。我说："你的胃本来就不好，现在受寒，更是雪上加霜，咱们得一步一步地来治，先解决你这受寒的毛病。"

周围的同学都聚了过来，大家都望着我，准备听我说。我看了看老秦，说道："其实在生活中有很多小方法可以拿来治病，大家也别一点小毛病就紧张。比如老秦，我给他推荐一道桂花茶，就能让他的胃舒服很多。胃受寒了就须驱寒，我们完全可以把它当成保健茶饮来喝，随时喝上那么一小杯，小毛病就解决了。注意生活要规律，不要饥一餐饱一顿的，折磨自己的胃，到时候受苦的是自己。"

桂花茶的具体做法：用干桂花 6 克，加开水 300 毫升冲泡，加盖闷 5 分钟，趁热饮用，一次喝完，要是觉得味道淡了可以适当加点白糖或蜂蜜。

桂花性温味辛，入肺、大肠经。功效：散寒破结，化痰止咳。对腹部常热痛，肾脏寒气上冲或肝脏气火上逆冲胸直达咽喉致腹部绞痛、胸闷气急、头晕目眩、心悸、烦躁不安、肠道积气和蠕动亢进或痉挛、痰涎咳咯不出等症状有良好疗效。

老秦回去之后，每天桌上准备一包桂花茶，就完全当成茶水来喝，吃饭作息也尽量做到有规律。过了大概一个月，老秦电话给我报喜，说他每个月都会犯一次的胃病现在居然好好的，没犯病了。他准备坚持下去，最好能把胃药停了。

对症食疗方

　　胃主腐熟受纳水谷，有胃病的患者在饮食上就要分外注意。多吃清淡，少食肥甘以及各种刺激性食物，尤其对含有乙醇和香料的食物应慎重选择。尽量做到饮食五味均衡，谨防食物过酸、过甜、过咸、过苦、过辛，不可使五味有所偏嗜。平时的饮食应供给富含维生素的食物，以利于保护胃黏膜和提高其防御能力，并促进局部病变的修复。

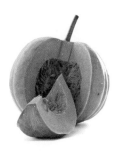

百合蒸南瓜

材 料	**调 料**
南瓜 200 克，鲜百合 70 克。	冰糖 30 克，水淀粉 4 毫升，食用油适量。

做 法

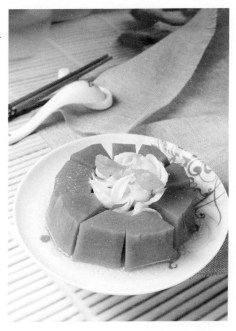

1. 洗净、去皮、去瓤的南瓜切条，再切成块，整齐摆入盘中。在南瓜上摆上冰糖、洗好的百合，待用。
2. 蒸锅注水烧开，放入南瓜盘，盖上锅盖，大火蒸 25 分钟至熟软。
3. 掀开锅盖，将南瓜取出。
4. 另取一锅，倒入糖水，加入水淀粉。
5. 搅拌匀，淋入食用油，调成芡汁。
6. 将调好的糖汁浇在南瓜上即可。

取穴推拿

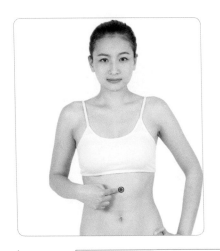

中脘

中脘穴位于人体前正中线上，脐中上4寸处。正坐，双手示指、中指、无名指并拢，左手无名指横放于肚脐处，右手无名指与左手无名指并列紧贴，则右手示指与体前正中线相交的位置即是中脘穴。以单手示指或中指指腹点压中脘穴，每次点压1分钟。

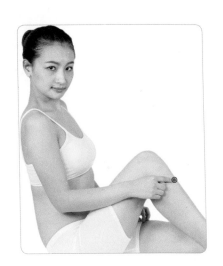

足三里

足三里穴位于外膝眼下3寸，距胫骨前嵴一横指，当胫骨前肌上。正坐，屈膝90°，手心对髌骨（左手对左腿，右手对右腿），手指朝向下，无名指指端处即是该穴。屈膝，除拇指外，其余四指并拢，放在外膝眼直下四横指处，以拇指指腹垂直按压足三里穴，有酸痛、胀麻的感觉，每次按压2分钟。

预防措施

1 饮食有节，进食易消化的食物，养成良好的饮食习惯。

2 尽量避免烦恼、忧虑，保持乐观情绪。

3 饭前洗手，平时注意卫生习惯，杜绝病毒进入体内。

4 坚持每天睡前喝杯牛奶，更好地保护我们的胃。

5 少喝酒少抽烟，绝不贪杯，乙醇会伤害人的内脏，特别是胃。

6 为了防止得胃炎，须保持良好的日常生活习惯，多做体育锻炼，增强身体体质，提高免疫力。

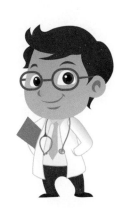

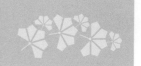

08 | 腹泻

腹泻是一种常见症状，俗称"拉肚子"，是指排便次数明显超过平日习惯的频率，粪质稀薄，水分增加，每天排便量超过200克，或含未消化食物或脓血、黏液。腹泻常伴有排便急迫感、肛门不适、失禁等症状。拉肚子在大部分人眼里虽算不上什么大病，但它对身体的损害却不可小视，所谓"好汉也架不住三泡稀"。

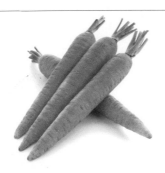

典型案例分析及验方分享

现代很多职场人士由于工作压力大，一般胃肠功能不是很好，经常会出现胃肠方面的疾病。饮食无度，贪凉饮冷，吃喝应酬，空调房里乘凉等，都容易引起腹泻。

小敏在一家文化公司上班，住的地方离公司比较远，早出晚归，一般下班回家都是晚上十点多以后了。回家之后急急忙忙洗澡、洗头、洗衣服，然后匆忙吃完一盒快餐就准备睡觉了。几乎每天如此，有时候饭一吃完就躺在床上准备睡觉。长此以往，小敏的胃肠便出现了问题，刚开始是时不时地拉一下肚子，后来就是经常性地腹泻，吃一点益生菌之类的药可以暂时缓解，但是没多久又犯了。

她现在被腹泻折磨得身心疲惫，吃下去的东西都消化不了，人也憔悴了，脸上两个大大的黑眼圈看起来显得非常颓废。这次小敏来诊室，完全是由她朋友扶着来的，她都快自己走不稳路了。我给她把了一下脉，发现脉象很微弱，舌苔也薄白。

小敏坐在椅子上，有气无力地说："医生，我昨天晚上下班比较早，吃完饭我看还有时间，就去跑了一下步，回来后因为天太热了喝了一杯冰冻的酸奶，本来想就那么一小点冰冻酸奶，应该不会有什么问题。结果，没睡两分钟就往厕所跑，现在都快虚脱了。"我说："你这是着凉了，照你说的，平时脾胃就不好，现在居然还在饭后喝冷饮，一着凉，肯定就严重了。"小敏没说话，点了点头道："就是因为太热了，早知道我就不喝了，现在可咋办啊。"我说："多喝点热开水，拉肚子多了会虚脱，随时要注意补充水分。回去要是饿了就吃点易消化的小米粥，或者煮点胡萝卜汤，也是可以止泻的。"

胡萝卜汤的具体做法：取胡萝卜500克，将胡萝卜洗净，切开，切成小块，加水煮烂。再用纱布过滤去渣，然后加水成汤（将胡萝卜500克加1000毫升水的比例），最后加糖煮沸即可。每天2～3次，每次100～150毫升，腹泻好转后停用。

胡萝卜健脾化滞，宽中下气，清热解毒。治疗消化不良、久泻久痢、脾虚食少、体虚乏力、脘腹胀痛等。胡萝卜是碱性食物，所含果胶能使大便成形，吸附肠道致病菌和毒素，是良好的止泻食物。

除了食疗之外，穴位按摩也很适合治疗腹泻，我告诉小敏几个常用的按摩穴位，小敏回去之后一边喝胡萝卜汁，一边按摩我教给她的几个穴位。当天晚上就有很明显的效果，一解平时被腹泻折磨得睡不着觉的困境，当天居然睡了个好觉。我告诉她不要高兴太早，脾胃的调理不是一朝一夕的，应从饮食生活方面自我节律，不能太过劳累。这些方法要坚持使用，不能半途而废，不然腹泻会反复发作。

对症食疗方

　　腹泻患者应注意宜用低脂少渣饮食，每天的脂肪摄入量不能过多，过多不易消化并加重胃肠负担，刺激胃肠蠕动加重腹泻。故而植物油也应该限制，并注意烹调方法，以蒸、煮、烩、烧等为主，禁用油煎、爆炒、滑熘等。可用食物有瘦肉、鸡、虾、鱼、豆制品等。注意少渣，粗纤维多的食物能刺激胃肠蠕动，使腹泻加重。

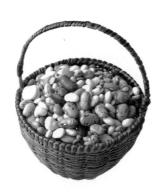

莲子糯米羹

材 料	调 料
莲子100克，糯米60克。	白糖 10 克。

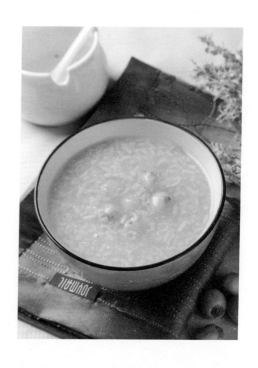

做 法

1　砂锅置火上，注入适量清水烧开。

2　放入备好的糯米和莲子拌匀，使米粒散开。

3　盖上盖，烧开后用小火煮约60分钟，至食材熟透。

4　揭盖，加入少许白糖，拌匀，用中火煮至溶化。

5　关火，盛出煮好的糯米羹，装在碗中即可。

取穴推拿

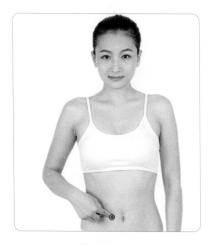

天枢

取坐位或仰卧位，用示指和中指的指端，慢慢深压住肚脐左右两边的天枢穴（脐旁 2 寸处），约按压 10 分钟后，再慢慢抬起按压的手指。一般按压一次可以缓解腹泻，使大便成形。

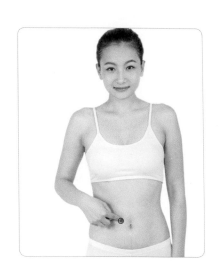

滑肉门

滑肉门穴位于上腹部，当脐中上 1 寸，距前正中线 2 寸处。用手掌根部从下往上推按滑肉门穴 2 ~ 3 分钟，长期推拿按摩，可改善胃痛、胃不适等症状。

预防措施

1 注意饮用水卫生，饮用水最好是煮沸后再喝，可杀灭致病微生物。

2 食物应生熟分开，避免交叉污染。吃剩的食物应及时储存在冰箱内，但储存时间不宜过长。食用前须加热，以热透为准。

3 尽量少食用易带致病菌的食物，如螺丝、贝壳、螃蟹等水产品及海产品，食用时须煮透蒸熟。生吃、半生吃、酒泡、醋泡或盐腌后直接食用的方法都不可取，凉拌菜不妨加点醋和蒜。

4 饭前、便后手要洗净，要清洁环境，灭蝇、灭蟑，尽量减少与腹泻患者的接触，特别是不要共用餐饮用具。

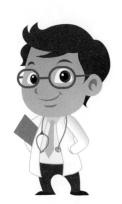

>>>>>>>>>>>>>>>>>>>>>>

09 | 便秘

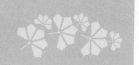

　　便秘是一种较为常见的又让人尴尬痛苦的疾病。中医学认为，大肠传导功能失常，粪便在体内停留时间过长，粪质干燥或坚硬，即可形成便秘。由于便秘的普遍性，症状轻重不一，大部分人常常不去理会，认为便秘不是病，不需要治疗，但是实际上便秘的危害性很大。所以，发生便秘的时候不要不好意思说出口，及时进行治疗，会让你远离便秘，倍感轻松。

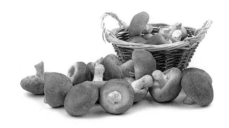

典型案例分析及验方分享

　　一个朋友带着他正上高三的孩子小明来找我。这孩子给我的第一印象就比较内向，不爱说话，不管大人说什么都只是低着头安静地坐在一边。朋友指着孩子的脸说："你可给看看，这脸上长这么多痘子可怎么办，虽说青春痘很正常，可孩子脸上长得都快毁容了，本来挺活泼的一个小伙子，现在变得不爱说话了。"

　　在小明的叙述中，我得知他在高一的第二个学期开始第一次便秘，有便意就是拉不出来，每次去蹲坑都是半个小时以上。同一个寝室的都怕他上厕所，要求他上厕所前必须宣布："我要去蹲号了！还有人需要上厕所的吗？"以免给别人带来不便。高二开始文理分班，然而便秘一直陪伴着小明，万不得已他第一次用了开塞露，大便拉出来了，之后两天排便都很正常。可是不久便秘又"故态复萌"，某一天下晚自习他回宿舍厕所蹲一会儿也没有用，每天早上、晚上都喝一杯蜂蜜水或者盐开水，每天喝3瓶水也没用。大便3天一拉，好的时候2天一次。现在上高三了，沉重的学习压力使小明便秘更为严重，他已经有一个星期没有大便了，肚子也胀得痛，脸上的痘痘也更加猖獗，人也迅速地消瘦下去。

看着一脸焦急的朋友和孩子，我也不好说让他们住几天院，便秘这个病，并不是什么急性病，但是调理起来也并不简单，尤其是对于那种多种方法用尽后仍然没有效果的顽固性便秘，更是难治。

小明现在是高三学生，经常是一大早就起床背书，吃饭就跟打仗一样，急匆匆几分钟搞定，每天为了少上厕所就少喝甚至不喝水。更惨的是，在教室一坐就是一整天，晚上还要晚自习，有时还要在宿舍加班加点看书到凌晨，导致睡眠严重不足。家长们更是补品和大鱼大肉一股脑地往学校送，这样时间一长，不便秘才怪。

想到这些，我对小明说："你这个病想要治好还得靠自己调整，我说的这些你目前肯定是做不到，现在我只能给你个方子，你试着吃吃看，若不行再来找我。"看见小明和朋友点头，我告诉他们一个小秘方，就是做香菇香蕉粥，不仅能改善便秘，还对身体无毒副作用。

香菇香蕉粥的具体做法：将香菇（50克）洗净，切半；香蕉两根去皮，切段；粳米100克洗净，放进锅中，加上香菇、香蕉、熟鸡丝50克，加水，用大火煮沸，小火煮至粥成，加盐即可。

过了一周后，小明乘着放假给我打电话，说他吃了两天就解了大便，顿时就觉得身上轻松不少，现在天天坚持吃我推荐的粥，有时候当饭吃。现在每天早晚两次大便，感觉口臭不是那么重了，脸上的痘痘也消停了。

听了之后，我高兴之余也不忘告诫他要多注意生活习惯，少吃那些滋腻辛辣的食物，多喝水，可以多吃点香蕉、蜂蜜等润肠的食物，多吃水果等富含纤维素的食物；下课的时候尽量出来活动，不要一整天都坐在椅子上。

对症食疗方

　　便秘现象十分普遍，养成一个良好的生活习惯是根治便秘的基本方法。首先，早晨起床后，先喝500毫升的温白开水，或者换成相应的蜂蜜水也可以。在日常生活中，提倡均衡饮食、适量增加膳食纤维、多饮水，多食含有纤维素较多的蔬菜和水果，适当摄取粗糙而多渣的杂粮如红薯、大麦、玉米等。忌酒、浓茶、辣椒和咖啡等饮品。

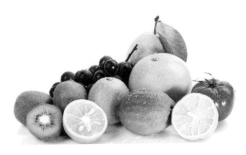

杏仁拌茼蒿

材 料
茼蒿200克，芹菜70克，香菜20克，杏仁30克，蒜末少许。

调 料
盐3克，陈醋8毫升，白糖5克，芝麻油2毫升，食用油适量。

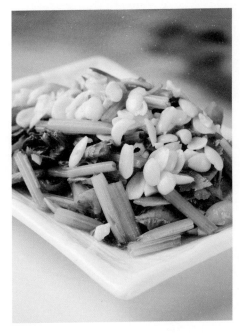

做 法

1 洗净茼蒿、芹菜、香菜，切去根部，再切成段备用。

2 锅中注入适量清水，烧开，加入少许盐，倒入适量食用油。

3 倒入杏仁，煮0.5分钟至其断生，捞出沥干水分备用。

4 将芹菜倒入沸水锅中，加入茼蒿，搅拌匀，煮0.5分钟后捞出备用。

5 把芹菜和茼蒿装入碗中，加入香菜、蒜末，加入盐、陈醋、白糖、芝麻油，拌匀调味。

6 盛出拌好的食材，装入盘中，放上备好的杏仁即可。

取穴推拿

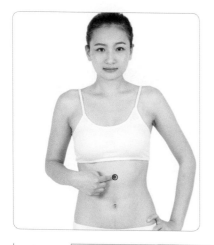

中脘

中脘穴位于人体前正中线上，脐中上 4 寸处。正坐，双手示指、中指、无名指并拢，左手无名指横放于肚脐处，右手无名指与左手示指并列紧贴，右手示指与体前正中线相交的位置即是中脘穴。以单手示指指端运用一指禅推拿法推压脐中正上方 4 寸位置的中脘穴，每次持续 2 分钟。

命门

命门穴位于人体腰部的后正中线上，肚脐的正后方，第 2 腰椎棘突下凹陷处，用指压时有强烈的压痛感。正坐或俯卧，双手伸到腰背后，拇指在前，四指在后；一只手拇指指腹着力于命门穴，另一只手辅助按压，双手协同用力揉按，有酸胀、疼痛的感觉，可双手轮换按揉，每次按揉 1 分钟。

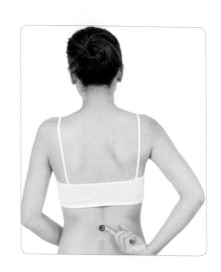

预防措施

1. 多吃含纤维素较多的蔬菜与水果，养成定时排便的习惯。
2. 加强活动及体育锻炼，锻炼提肛肌的张力。
3. 主食不要太精过细，应注意多吃些粗粮和杂粮。
4. 有关疾病的治疗对预防大便秘结亦有一定的作用，例如胃肠道疾病的治疗。
5. 慎服导致便秘的药物，例如消化系统疾病用药，心血管系统用药，泻药等等。

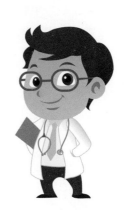

>>>>>>>>>>>>>>>>>>>

10｜自汗盗汗

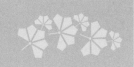

一般来说，出汗有两种情况：一种是在白天，稍微活动就出汗；一种是在夜晚，入睡之后开始大量地出汗，人醒了汗马上就停了。在中医学上，第一种被称为"自汗"，第二种被称为"盗汗"。自汗：是指人在醒时非正常情况下出汗。正常情况指天气炎热、穿衣过厚、运动劳累等人体正常排泄汗液。盗汗：是以入睡后汗出异常，醒后汗流即止为特征的一种病症。

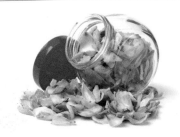

典型案例分析及验方分享

李女士是个体户，在市中心开了一家服装店，生意很不错。她为人豪爽，平时特别注意保养，快50岁的人看起来也就40岁上下。周围的人都很羡慕她驻颜有术，她也经常将自己的一些保养小技巧教给自己的姐妹们，大家都很喜欢她。

可是最近她心情不好，店子也不天天去了，全交给店员处理，自己整天宅在家里唉声叹气，她先生和我认识，便打电话向我咨询她的情况。我问李女士有什么特殊的举动没有，他想了想说道："没什么啊，最近儿子回国，她整天买这买那，估计是过于劳累了吧？"我说："不对，你再仔细想想有什么特别的，尤其是生活习惯方面的。""哦，对了，最近她老是流汗，不管什么时候，也不管在哪里，不动还好，只要一动，身上全是汗，晚上也会不自觉地出汗。一开始我们以为是太热了，结果空调开了还是那样，以前爬楼梯什么的都不在话下，现在多走两步路就喊心慌，脾气也大了，整天逮着我训，你说她这是怎么了？不会是更年期了吧？"

李女士的丈夫想到妻子最近的举动，一下子打开了话匣子。我一边安慰他一边解释：

"你说的这个情况，倒是很像更年期综合征，不过你说的流汗的情况有点严重，估计不是更年期综合征那么简单。""啊？我也不是很清楚，我这天天忙着店子里的事情，要不我让她亲自和你说吧，有些情况我不了解，也说不清楚。"说完他就把电话给了一边的李女士。

我继续问道："你最近有没有觉得心烦气躁，看什么都不顺眼，有时候会心悸、面色潮红、失眠、乏力等状况？""对对对，就是你说的这些。还有，晚上老是流汗，我这都不敢睡觉了，明明天气不热啊，这流汗跟流水似的，这可咋办啊？"李女士一阵激动，说话语速快了不少。

我笑道："你这处于更年期的年纪，出现这些症状也很正常，关键是调整好心态，治疗的话主要还是以养心安神为主，其他药就不用多吃了。自汗盗汗主要是肺卫不固，阴阳失调，腠理失去固摄，才导致动不动就流汗。我给你推荐一些补肺卫和益肝肾的药膳，配合一些心理疗法，很快就能痊愈。"

李女士听后很高兴："那可好了，我本来就不喜欢吃药，要是能用食疗那是最好不过。"我说："你先别乱吃药，也别胡思乱想，这个时候尤其要保持心情愉快，平时多吃点百合莲子粥，对你这种情况很有帮助。"

莲子百合粥的具体做法：取莲子、百合、粳米各30克，同煮粥，每天早晚各食用一次。莲子养心益肾，补脾止泻；百合具有清心安神、养阴润肺的功效。莲子与百合共同煮成粥可以养身防病，治疗肺卫不固导致的自汗盗汗等症。

两个月后李女士来我家拜访，气色很好，笑容满面，她说："你给的方子我现在一直吃着，效果真不错，我晚上终于可以睡个安稳觉了！现在也不会有那种心里发慌的感觉，精神状态好多了，皮肤也比之前更有光泽了。"

对症食疗方

　　自汗、盗汗，中医认为是由于阴阳失调、腠理不固而致汗液外泄失常。其营养原则是患者大量出汗后要维持机体内环境的水平衡，需及时补充足够的水分、维生素、蛋白质、矿物质元素以及微量元素等。由于所有的营养素不可能由同一种食物来提供，因此，膳食应多样性，不可养成偏食的习惯。

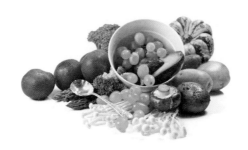

浮小麦猪心汤

材料
猪心 250 克，浮小麦 10 克，枸杞 10 克，姜片 20 克。

调料
盐 2 克，鸡精 2 克，料酒 20 毫升，胡椒粉适量。

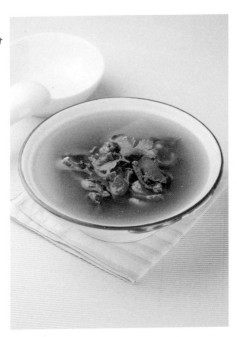

做法

1 锅中注入适量清水烧开，放入切好的猪心，搅散，淋入适量料酒。

2 将汆煮好的猪心捞出，沥干水分，备用。

3 砂锅中注入适量清水，烧开，放入洗净的浮小麦、枸杞，撒入姜片。

4 放入汆过水的猪心，淋入少许料酒。盖上盖，烧开后用小火煮 40 分钟，至食材熟透。

5 揭开盖，放入盐、鸡精、胡椒粉，搅拌片刻，至食材入味。

6 关火，盛出煮好的汤料，装入碗中即可。

取穴推拿

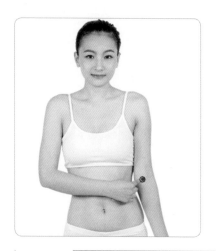

曲泽

曲泽穴位于肘横纹中，当肱二头肌腱的尺侧缘处。每天用拇指弹拨曲泽穴100～200次，直至症状消失。

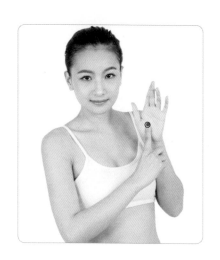

劳宫

劳宫穴位于手掌心，当第2、第3掌骨之间偏于第3掌骨，握拳屈指时中指尖处。每天用拇指揉按劳宫穴100～200次，直至症状消失。

预防措施

1. 加强体育锻炼，增强体质，注意劳逸结合，避免烦劳过度。
2. 保持精神愉快，避免思虑太过，注意饮食调节，少食辛辣厚味，以上措施有助于防止自汗、盗汗的发生。
3. 身体若出现虚损，应及时进行调理。
4. 适当调节一下居住环境的温度与湿度，如阴虚血热者的居住环境就应稍偏凉一些等。
5. 在饮食方面，须摸索出与自己病症有利或有弊的饮食宜忌规律，进行最适合自己的食疗调养。

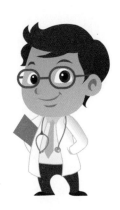

小病不求医

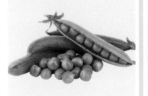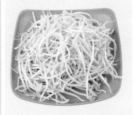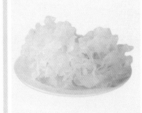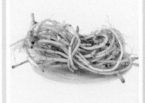

第三章

外科验方显神奇，身有小痛轻松治

外科疾病分为五大类：创伤、感染、肿瘤、畸形和功能障碍。在日常生活中，我们经常遇到很多的小病小痛，例如疖、痈、痔疮等等，而并非每个疾病都到了必须进医院的地步，只要会一点小技巧、花点小心思就可以完美解决。

01│疖

在人际交往中，言谈举止固然是互相尊重的基础，但是往往人们的第一印象取决于长相。无论你长得多好看，若是脸上长满了疖疮，还有疖疮破溃后留下的瘢痕，一定也给你减分不少。在青春期，大部分人都非常在意自己的面部是否干净清爽，有些人甚至因为脸上冒出一个小疖子就不敢出门，可见有关"脸"的事儿都是大事儿。

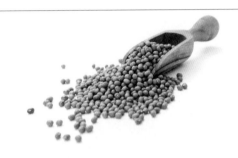

典型案例分析及验方分享

最近，张小姐所在的公司要准备接待一位重量级的客户，领导三番几次开会，要求整个公司从清洁工到总经理都须举止得体，着装规范，女员工要求化妆穿正装，男员工要求西装皮鞋，非常严格。作为招牌的前台，张小姐自然是重点"关照"的对象。结果，总经理一看见张小姐脸上的疖子就直皱眉头，说了她几句并要她自行处理，张小姐这才着急起来。

我看她脸上除了新长出来还没化脓的疖疮，还有一些陈旧的瘢痕，就打趣地说了一句："你这真是横看成岭侧成峰啊。"张小姐顿时苦笑一声："可不是嘛，明明以前就没长过，哪知道现在长这么多，我都快急死了，你说我这是不是毁容了？"我说："你之前长疖子的时候是怎么处理的？"张小姐脸上的疖疮各个阶段的都有，看起来密密麻麻一片，确实很吓人，有的破溃后还未愈合，有的是正在化脓，有的刚刚长出来，红红的一片，看样子她自己挤出去不少。

张小姐摸了摸脸，不好意思道："之前长的时候，我看见别人挤痘子，就自己试着挤了挤，挤出来一个黄白色的小米粒，肿也消了，也不痛了，很快就好了。然后我就经常挤，有的还没化脓的我也挤，好让它快点化脓。"我听后直皱眉，为张小姐的大胆而震惊，我说："你还真是胆子大，就不怕挤到危险三角区，颅内感染就麻烦了。"

张小姐意识到事情的严重性，心虚地低下了头道："我也是好奇心重，我以后再也不瞎挤了，你帮我想想办法，怎么快点消掉这些东西，要不我真没脸见人了。"我说："方法肯定是有的，但是你要忌口，至少是治疗期间必须一点辣的都不能沾。"张小姐一听不能吃辣的还有点感伤，但是一想到自己这张"如花似玉"的脸带来的麻烦，心里就下了决定。我说："在疖疮的初期，先喝点蒲公英汤。"

蒲公英汤的具体做法：蒲公英 30 克，僵蚕 10 克。每天 1 剂，水煎服，每天服用 3 次，一般服药 3 ~ 5 天即可痊愈。

蒲公英又叫"婆婆丁"，地丁，苦碟子。性寒，味甘，微苦，入肝、胃经。功效：清热解毒、消肿散结。除此之外，蒲公英还含有丰富的胡萝卜素、维生素 C 及矿物质元素，对消化不良、便秘均有改善作用。其叶子还有改善湿疹、舒缓皮肤炎症的功效，根则具有消炎作用，花朵煎成药汁可以去除雀斑。

看着张小姐若有所思的样子，我继续说道："等到疖疮已经化脓，即将要破溃的时候，可以敷一点绿豆蛋清糊。"

绿豆蛋清糊的具体做法：绿豆 50 克，鸡蛋 1 个。先将绿豆研磨成粉状，鸡蛋磕破，去黄留清，与绿豆粉调成糊状。每天下班后外敷患处，每天 1 次，直到痊愈。绿豆是公认的清热排毒良药，能清热解毒、消肿敛疮、排脓止痛。

两个星期后，张小姐来复诊。说我给她开的两个方子都很有效，脸上的疖疮基本上都消失了，连之前留下的瘢痕也淡了好多，而且她现在饮食清淡，生活作息规律，脸上的疖疮也未复发了，皮肤看着好了许多。现在她的自信也回来了，人也开朗了，正积极准备接下来的客户考察，整个人焕发着不一样的神采。

对症食疗方

在饮食上由于本病是由热毒感染所致，所以要注意忌食生姜、胡椒等辛辣刺激性的食品，以及黄鱼、虾、蟹、鹅肉、羊肉等发物，避免食用油炸食品及肉类罐头。可食用加锌食盐或葡萄糖酸锌，食物如大豆、葵花子、麦麸等。饮食宜食用清淡、寒凉的食物，如马兰头、马齿苋等清热解毒之品。

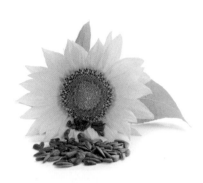

腐乳凉拌鱼腥草

材 料
巴旦木仁 20 克，鱼腥草 50 克，香菜叶适量。

调 料
白糖 2 克，芝麻油、陈醋 5 毫升，腐乳 8 克，红油适量。

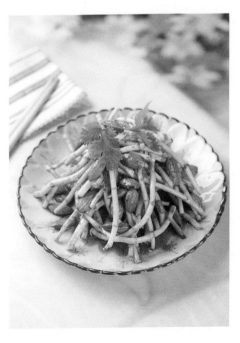

做 法

1. 用勺子将腐乳碾碎，加入红油，拌匀，待用。
2. 取一个碗，放入洗净的鱼腥草，加入拌好的腐乳，放入陈醋、白糖、芝麻油。
3. 搅拌均匀，加入少许巴旦木仁。
4. 取一个盘子，将拌好的食材装入盘中，放上剩余的巴旦木仁。
5. 点缀性撒上香菜叶即可。

取穴推拿

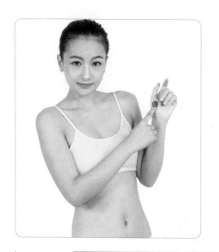

鱼际

鱼际穴位于手拇指本节（第1掌指关节）后凹陷处，约当第1掌骨中点桡侧，赤白肉际处。每天用拇指指尖用力掐揉鱼际穴 10 ~ 15 次。

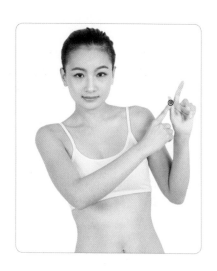

少商

少商穴位于手拇指末节桡侧，距指甲角 0.1 寸（指寸）处，每天用拇指指尖用力掐揉少商穴 3 分钟。

预防措施

1. 注意皮肤清洁，及时更换内衣和避免表皮受伤。
2. 特别是在盛夏，应勤洗澡、洗头、理发，勤换衣服、剪指甲，幼儿尤应注意。
3. 饮食宜清淡，少吃或者不吃辛辣、刺激性的食物，可用金银花、野菊花煎汤代茶喝。
4. 疖周围皮肤应保持清洁，并用 70% 乙醇棉签涂抹，以防止感染扩散至附近的皮肤毛囊。
5. 出现疖疮的时候，注意防止感染，切忌直接用手挤。

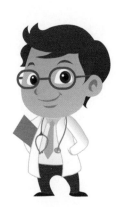

02 | 痈

痈是感染毒邪，气血壅塞不通而导致的局部化脓性疾病。具有发病迅速，易成脓、易溃、易敛的特点。本病是由金黄色葡萄球菌感染引起的多个临近毛囊的深部感染，常常发生于抵抗力低下的患者，如糖尿病患者、肥胖者、有不良卫生习惯者以及免疫缺陷人群等。好发于颈部、背部、肩部，临床表现为大片浸润性紫红斑，可见化脓、组织坏死。

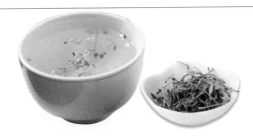

典型案例分析及验方分享

前几天朋友老王过来找我，说是最近感觉背上有点痛，但是又不是特别痛，好像有什么东西在扎他一样。我看了看他的背部，并没有发现什么异常，只是左边肩胛下有一个小红包。我便问他："老王，你背上有个小红包，最近是不是上火了？"老王是那种比较容易上火的体质，整个青春期脸上总是长痘痘，背上长痱子，现在年纪大了，还时不时长几个小红包，我也没觉得奇怪，只当是他饮食上没注意，上火了。

过了两天，老王就拍了一张照片传给我。照片中老王的背上已经红了一片，之前那个小红包的位置鼓起来一个大包，边界不是很清楚，看起来硬硬的，估计是结块了。老王很快电话过来："我背上这个包现在是又红、又肿、又痛，碰都碰不得，晚上睡觉都不能平躺，你说这到底是啥啊？我擦了风油精和清凉油都没用。"我仔细看了看照片，觉得这可能是痈。"你背上这个可能是痈，现在还是病程的初期，不必惊慌，很快就能化脓。"老王听我这么说，稍微安心了一点道："那就这么晾着？这也太难受了，能不能找个办法让它快点好？感觉像是有东西往我皮外面拱，又热又痛。"我说："办法肯定是有的，但是你得配合，可不能耍脾气嫌麻烦。"老王说："没问题，保证都听你的。"

其实痈的治疗和防治遵循清热解毒的原则就可以了。鉴于老王的痈是初期阶段，我给他推荐了一个蒲银茶。

蒲银茶的具体做法：取蒲公英 20 克，金银花 15 克。两者用沸水 1000 毫升冲泡，待凉后分次当茶饮。每次 200 毫升左右，每天 3 次。若是治疗得及时，痈会自行消解，会明显感觉到红肿热痛的症状逐渐减轻，面积减小。金银花自古被誉为清热解毒的良药，既能宣散风热，还善清解血毒，用于各种热性病。

老王听我说完，想了一下才说："你这是初期的方子，如果是我这病迅速恶化了，喝这个有效吗？"我给老王点了个赞，不愧是做财会的，看东西就是仔细，考虑到他的顾虑，我又说："你有这个担心很有必要，痈本来发展就非常迅速，说不定现在还是初期，下午就会化脓了。我再给你一个外敷的药，两者并用，那就没问题了。"

外敷药方及处理：将酢浆草 15 克洗净，捣烂包在患处，每天一次，等到脓成破溃就可以了。

酢浆草性寒味酸，入阳明经、太阳经。功效：清热利湿、凉血散瘀、消肿解毒。老王回去之后马上就按照此方法做，药敷上去之后顿时成痈的那一块感觉清凉不少，第二天感觉痈消下去一些，肿痛也不似之前那样厉害了。但是老王却说那个红包按着软软的，感觉里面已经有脓了，问我要不要挤出来。我赶紧制止了他，说这个时候盲目挤出来容易造成感染，最好还是让脓自己破溃，这样才能将里面的脓液一次性除干净。老王听后，没去用手挤脓，而是等到痈自己成熟破溃。据他说脓出黄白稠厚，排脓十分通畅，脓排出来马上就不痛了，他又继续敷了两天药，破溃的地方渐渐收口了。

对症食疗方

　　饮食宜清淡、清凉，多食用具有清热解毒作用的凉性食物，如新鲜蔬菜、水果，保持大便通畅。忌食一切辛辣刺激性、油腻荤腥、性热有火的热性食物，少食煎炸炒爆香燥及助火伤阴食物，以及鹅肉、猪头肉等大发之物。忌饮烈性酒，以防辛辣之品损伤脾胃，致使肠胃积湿生热而诱发本病或加重病情。

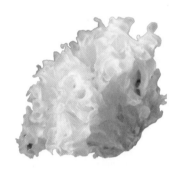

银耳炖白花蛇舌草

材　料

水发银耳 45 克，地榆 20 克，白花蛇舌草 10 克，阿胶 12 克。

调　料

无。

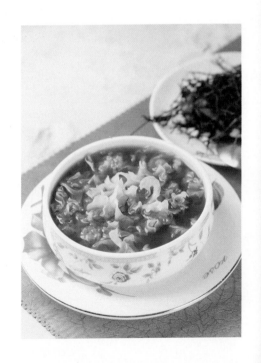

做　法

1. 砂锅中注入适量清水，烧开，倒入备好的地榆、白花蛇舌草。
2. 盖上盖，烧开后用小火煮约 20 分钟。
3. 揭盖，捞出药材，放入银耳，拌匀，倒入阿胶。
4. 再盖上盖，烧开后用小火煮约 25 分钟。
5. 关火，揭开盖，搅拌均匀，盛出煮好的汤即可。

取穴推拿

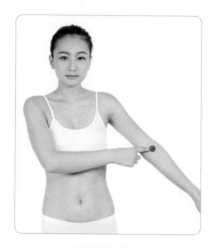

尺泽

尺泽穴位于手臂肘部，取穴时先将手臂上举，在手臂内侧中央处有粗腱，腱的外侧即是此穴。伸臂向前，仰掌，掌心朝上。微微弯曲约35°，用另一只手，手掌由下向上轻托肘部，弯曲拇指，以指腹按压，有酸痛的感觉，每次按压3分钟。

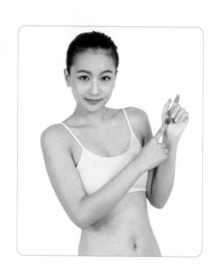

鱼际

鱼际穴位于手拇指本节（第1掌指关节）后凹陷处，约当第1掌骨中点桡侧，赤白肉际处。每天用拇指指尖用力掐揉鱼际穴10～15次。

预防措施

1 平时应少食辛辣刺激之品，忌饮烈性酒，以防辛辣之品损伤脾胃，应多食新鲜蔬菜，水果，保持大便通畅。

2 养成良好的生活习惯，经常更换内衣，淋浴，保持皮肤清洁，干燥，卫生，加强身体锻炼，增强皮肤的抵抗力。

3 积极治疗原发性皮肤疾病，防止搔抓，无论是身体任何部位有皮损或湿疹，都应积极对症治疗。

4 保持皮肤功能的完整性，对于皮肤病，应及时进行合理治疗，防治皮肤损伤。

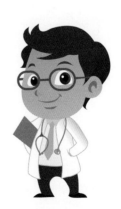

>>>>>>>>>>>>>>>>>>>>>>>

03 | 扁平疣

好发于青少年，可突然起病，皮肤损伤多发于面部、手背、手臂，表现为大小不等的扁平丘疹，轻度隆起，表面光滑，呈圆形、椭圆形或多角形，境界清晰，可密集分布或由于局部搔抓而呈线状排列，一般无自觉症状，部分患者自觉轻微瘙痒。病程呈慢性过程，可持续多年，部分患者可自行好转。

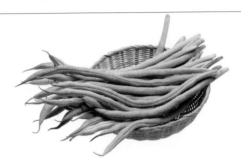

典型案例分析及验方分享

前几天，接到一位扁平疣病人小玉。她是一在校大学生，刚进大学校门的她，对什么都感觉好奇，平时十分热衷于参加社会实践活动。不幸的是，在最近的一次社会实践中被传染上了皮肤病，脸上开始冒出很多丘疹。起初她没怎么在意，只是买了一些药膏涂擦，可后来手上也开始长了，还奇痒无比。小玉害怕自己患上了什么重大的皮肤病，并征询了一下室友的意见，来医院找到了我。

经诊断，小玉脸上、手上的丘疹是扁平疣，而扁平疣会通过自身传染，小玉没有及时进行治疗，其手上的丘疹是被脸上的丘疹病毒传染的，如果再不进行治疗，还有可能传染给身体其他部位，并可能传染给其室友。小玉听我这么一说就急了，连忙问我怎么治疗。

我让她这几天先别去上课，以免传染给同学。宿舍里面备一袋子四季豆，洗净患处后取其汁涂擦，每天3次，连用1周，大多数患者于第2周疣体即自然脱落，患处全无痕迹。

四季豆味淡、性甘、微温，归脾、胃经。富含蛋白质和多种氨基酸，常食可以健脾胃，增进食欲。夏天多吃一些四季豆有消暑、开胃的作用。四季豆种子可激活肿瘤患者的淋巴细胞，产生免疫抗体，对癌细胞有特异的伤害与抑制作用，即有抗肿瘤功效。四季豆对湿浊下注、妇女带下过多、皮肤瘙痒、暑湿伤中、吐泻转筋、急性肠炎、食欲不振等有效。用其汁擦拭扁平疣患处，可以抑制丘疹病毒的扩散，使扁平疣愈合脱落。

另外，我让小玉配合薏米粥食用。具体做法为取薏米 50 克，煮成粥，每天早晚各吃一次。薏米是常用的中药，又是大众常吃的食物，性微寒，味甘淡，有利水消肿、健脾祛湿、舒筋除痹、清热排脓等功效，为常用的利水渗湿药。薏米又是一种美容食品，常食可以保持人体皮肤细腻，有光泽，消除粉刺、雀斑、老年斑、妊娠纹、蝴蝶斑，对脱屑、痤疮、扁平疣、皮肤粗糙等都有不错的疗效。

此外，我还嘱咐小玉在饮食上应注意控制，不要吃辛辣刺激的食物和发物，应进行合理的饮食搭配，注重营养调节。通过控制，小玉的扁平疣没有再继续扩散，皮肤的瘙痒症状也有所减轻。

扁平疣是一种病毒性的皮肤病，具有一定传染性，可直接传染，也可通过接触物品间接传染，还可通过自身传染，因而及时控制病情，避免传染很重要。在日常生活中要注意饮食调养，多吃含 B 族维生素和矿物质（尤其是锌）成分丰富的食物，蘑菇、猴头菇、草菇、黑木耳、银耳、百合、蓝莓、乳制品、谷物、红薯、西红柿、豆类、坚果等都有明显的增强免疫力的作用。正如《黄帝内经》所言："正气存内，邪不可干。"身体抵抗力低下者，需要加强锻炼，提高身体素质，才能增强抗病能力。

对症食疗方

扁平疣的饮食原则：①扁平疣患者切忌酗酒，尤其不要空腹喝酒，因为空腹喝酒更容易吸收乙醛。②少食动物油和肥肉。③少食腌渍食品，因为腌渍食品容易被微生物污染，会伤肝，可适当补充 B 族维生素和矿物质元素，如谷类食物。④扁平疣患者忌吃不洁净的食物，尤其是霉变的花生以及没有腌好的酸菜。⑤均衡饮食，以主食为主，多吃蔬菜和水果。

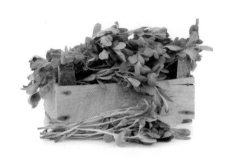

马齿苋炒黄豆芽

材料
马齿苋 100 克，黄豆芽 100 克，彩椒 50 克。

调料
盐 2 克，鸡精 2 克，水淀粉 4 毫升，食用油适量。

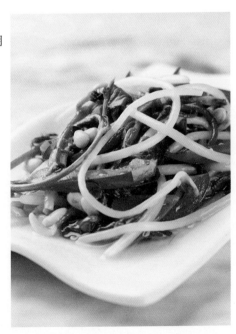

做法

1 锅中注入适量清水，烧开，放入少许食用油，倒入洗净的黄豆芽，搅拌匀。

2 放入切好的彩椒，煮 0.5 分钟，至其断生。

3 捞出焯煮好的黄豆芽和彩椒，沥干水分，装入盘中待用。

4 用油起锅，倒入洗好的马齿苋，放入焯过水的黄豆芽、彩椒，翻炒片刻。

5 加入少许盐、鸡精，倒入适量水淀粉，快速翻炒均匀。

6 关火，将炒好的食品盛出，装入盘中即可。

取穴推拿

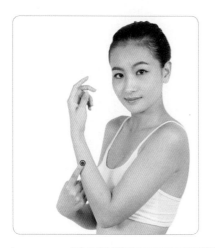

支正

支正穴位于前臂背面尺侧，当阳谷与小海的连线上，腕背横纹上5寸处。每天坚持用拇指指尖掐按支正穴2～3分钟。

丰隆

丰隆穴位于小腿前外侧，当外踝尖上8寸，条口外，距胫骨前缘二横指（中指）处，每天用拇指指腹点按丰隆穴3～5分钟。

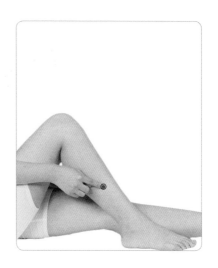

预防措施

1 远离、防止紫外线、电离辐射，出门的时候记得防晒，涂抹防晒霜或者勤带遮阳伞。

2 远离激素类药物。

3 多喝水、多吃蔬菜、水果，可做水果面贴。

4 患者须注意个人卫生，不要与他人共用清洁用具；忌烟、酒、辛辣刺激性食品，应多吃蔬菜、水果，多补充维生素。

5 忌直接用手抠、抓疣体，避免感染和留瘢痕。

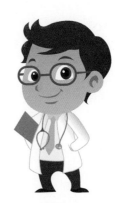

04 | 痔

痔（俗称痔疮）是一种位于肛门部位的常见疾病，按其生成部位分为外痔、内痔和混合痔3种。在日常生活中，长时间坐立的人，如白领一族、学生是痔疮的高发人群，长时间久坐会造成直肠静脉丛的血液回流受阻，从而造成静脉出现曲张，形成痔疮。痔疮发作时，多出现肛门坠痛或痔核红肿剧痛，或大便时出血，兼有便秘、溲赤、唇干咽燥等现象。

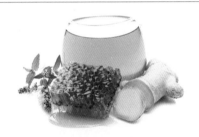

典型案例分析及验方分享

每年春节回老家过年的时候，总会遇上几个有"难言之隐"的老乡。今年去亲戚家拜年，他家的儿子正上高中，平时学习非常紧，过年也只是在家待了3天就匆匆返回学校了。我本来以为见不到他，没想到小伙子居然在。看见我来了，他妈妈特别热情地叫他给我倒茶。吃饭的时候，我看他吃得不多，还专挑那些清淡的菜吃，火锅和辣菜是一筷子都没碰。但是那"依依不舍"的眼神直接说出了他的心事。

吃完饭后，我开始打趣他："小夏，记得你小时候最爱吃这道红烧兔肉，今天怎么不吃啦？"小夏听见我问他，顿时一张脸皱成包子，看着我欲言又止，脸憋得通红。倒是他爸爸在旁边忧心忡忡道："现在哪还敢吃辣的，不瞒你说，小夏长了痔疮，这次是专门回来治病的，也不知道会不会耽误学习。"

我就问小夏："小夏，你说说你的情况，我看看有没有什么简单的方法。"小夏一听我这么说，顿时就来了精神，端起椅子坐在了我旁边道："我也不知道是怎么回事，就是最近上厕所的时候肛门那里就会脱出来一团，有时候还会出血，排便也不顺畅，真的是吓死我了！去药店买了些栓剂，可是几乎没什么效果，反反复复的，现在我都不敢上厕所了，所以只好请假回来去做手术。"我说："你是不是每天都坐在教室，很少出去活动？"小夏道："是啊，现在进入复习的关键阶段，大家都是一坐一整天，我就是想出去玩也不好意思出去。"我说："我明白了，现在你们这些学生，整天坐在教室里不出去运动，难免血液循环不顺畅，长痔疮也不是什么丢人的事，不必觉得不好意思，积极配合治疗就行了。"我建议他先试试蕹菜蜂蜜饮。

蕹菜蜂蜜饮的制作：蕹菜2000克，蜂蜜250克。将蕹菜洗净、切碎、捣汁，放入锅内，先用武火，后用文火加热煎煮浓缩，至黏稠时停火，待冷装瓶备用。每次用沸水冲化饮用1汤匙，每天2次，有清热解毒、利尿、止血的功效，适用于外痔。

另外，我还告诉小夏，坐盆洗浴对治疗痔疮也有不错的效果。将用苦参、黄柏、野菊花等熬制成的中药倒在盆里。痔疮患者先坐在盆上，熏蒸痔疮及其周围部位数分钟，然后将患处在盆中直接浸泡15分钟左右。每天熏洗1次。

苦参味苦、性寒，归肝、肾、大肠、小肠、膀胱、心经，主要用于治疗湿热泻痢、肠风便血、黄疸、小便不利、水肿、带下、阴痒等。现代研究证明，黄柏含有小檗碱、黄柏酮等主要成分，有抗菌、收敛、消炎的作用，对各种皮肤湿毒、疮疡等症状，功效良好。另外，野菊花能清热解毒、清肝明目，对多种病毒均有抑制作用。这3味中药对痔疮均能起到不错的效果。

最后，我嘱咐小夏说："学习固然重要，但是也不能忽略健康。身体是革命的本钱，平时注意提高效率，节省时间来出去走走，做做运动，有利于身体健康，还能舒缓心情，可谓好处多多。"

对症食疗方

痔疮的形成原因及迁延不愈与饮食习惯有很大的关系，所以饮食调理和纠正不良饮食习惯对预防及治疗痔疮非常重要。应节制辛辣刺激性食物，避免过量食用烧烤、肥腻、坚硬不易消化的食物。在治疗痔疮的过程中应积极地预防便秘，经常食用一些粗杂粮及含粗纤维多的新鲜蔬菜、水果，以增加肠道蠕动，使排便通畅。

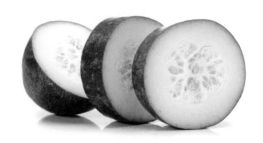

冬瓜蛤蜊汤

材料
冬瓜 110 克，蛤蜊 180 克，姜片少许，香菜 10 克。

调料
盐 2 克，鸡精 2 克，胡椒粉适量。

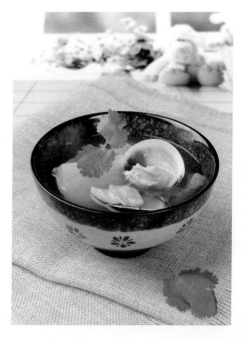

做法

1 洗净去皮的冬瓜，切片，待用。

2 锅中注入适量的清水，大火烧开，倒入冬瓜片、姜片，搅拌匀。

3 盖上锅盖，大火煮 5 分钟至食材变软。

4 揭锅盖，倒入处理好的蛤蜊，拌匀，煮至开壳。加入盐、鸡精、胡椒粉，搅匀调味。

5 关火，将煮好的汤盛入碗中。

6 撒上备好的香菜即可。

取穴推拿

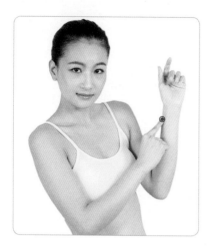

孔最

孔最穴位于前臂掌面桡侧，当尺泽与太渊连线上，腕横纹上 7 寸处，每天用拇指弹拨孔最穴 100 ~ 200 次。

列缺

列缺穴位于前臂桡侧缘，桡骨茎突上方，腕横纹上 1.5 寸，当肱桡肌与拇长展肌腱之间。每天用拇指揉按或弹拨列缺穴 100 ~ 200 次。

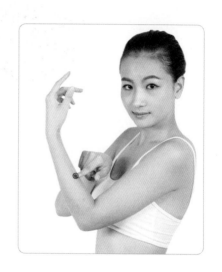

预防措施

1 适当节制食用辛辣刺激食物或调味品，如辣椒、芥末、咖喱等。

2 在日常饮食中应保持一定数量的"食物纤维"食品。

3 每天有意识地收提肛门 1 ~ 2 次每次，约 5 分钟，有利于预防痔的发生。

4 每次大便后最好用温水清洗，切勿用硬纸擦拭，防止外伤。

5 调整自己的生活习惯，避免熬夜，不要暴饮暴食，少吃肥甘厚味的食物。

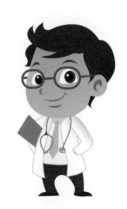

>>>>>>>>>>>>>>>>>>>>

05 | 颈椎病

　　颈椎病又称颈椎综合征，是颈椎骨关节炎、增生性颈椎炎、颈神经根综合征、颈椎间盘脱出症的总称。颈椎病是因长期慢性劳损所致，它已成为名副其实的白领职业病。长期伏案工作者，颈椎常常会有酸痛感，伴随着生活节奏的加快，这种症状已在越来越多的人身上出现，因此，对颈椎病的防治便显得尤为重要。

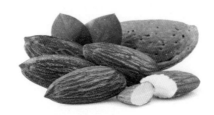

典型案例分析及验方分享

　　小丽是世界500强某公司的会计。由于公司涉外业务繁多，财务往来尤其复杂，小丽所在的财务部整天忙得团团转，各种报表堆放了她一整张桌子，电脑上各式数据晃得人眼花缭乱。平时还不是最忙的时候，要是到了年底盘账的时候，财务部更是人来人往，忙得她连头都抬不起来。最近因为要赶出来这季度的财务报表，小丽每天加班到深夜，回家后习惯性地往沙发上一躺就睡觉了。

　　有一天早上她刚从沙发上坐起来就感到一阵眩晕，同时还有点恶心想吐的感觉。她以为是自己加班太晚了有点疲劳，便挣扎着起来冲了一杯红糖水喝了就继续上班去了。因为她平时比较注重养生，坐在办公室思来想去觉得还是有点不对劲，就给我打了个电话咨询一下。我们算是比较熟的朋友，对她的工作情况也比较熟悉，听她说最近肩膀酸疼，脖子一动就"咔咔"地响，头低久了就晕得不行，我估计她患上的是颈椎病。我说："你这一天七八个小时面对电脑都不动一下，脖子不痛才怪呢！"

小丽在电话那头叹了一口气道："没办法啊，这工作性质就是这样，有没有办法能缓一缓我这情况，我这疼得连胳膊都抬不起来了。"我说："颈椎病确实是来势汹汹，工作的时候要见缝插针地活动一下自己的颈椎。我给你推荐两个小方子：一个是内服小方子，一个是外敷疗方。坚持使用，病愈后还应做好颈椎的护理，防止复发。"

这两个方子一个是内服方食疗，即葛根生姜汤。具体做法：取葛根 30 克，生姜、大枣各 6 克，每天 1 剂，水煎服。20 天为 1 个疗程。葛根性凉、气平、味甘，具有清热降火、生津透疹、升阳止泻的功效，主要治疗外感发热、头项僵痛等病。生姜辛温，能发汗解表、温中散寒。大枣富含钙和铁元素，可以很好地补血活血，防治骨质疏松。此方旨在通过调养心肺，祛除邪热，达到缓解颈椎疼痛的效果。

另一个是外治方，即用辣椒涂抹患处。具体做法：取辣椒 100 克，高度白酒 250 毫升。将辣椒浸泡在白酒中。浸泡一周后，取适量酒液涂抹患处。辣椒味辛性温，酒性发散，外涂温通经络，发散邪气。白酒有活血通脉、助药力、消除疲劳、陶冶情操，使人感觉轻快的作用，并有御寒提神的功能。

除了食疗法和外敷法外，颈椎病还须注意保养，晚上睡觉习惯仰卧的，枕头的高度为 5 厘米左右（受压以后的高度）；习惯侧卧的，枕头高度为 10 厘米左右。仰卧位时，枕头的下缘最好垫在肩胛骨的上缘，不能使颈部脱空。

一个月后，小丽给我打电话，说她的脖子已经不痛了，眩晕症状也几乎没有再发生，平时她就乘着休息的时间做做保健操。现在办公室的其他同事都在跟她学，还说要将这些方法告诉更多的同事，让大家免除颈椎病的困扰。

对症食疗方

颈椎病患者在进行颈椎病的自我治疗过程中，饮食应合理搭配，不可单一偏食。只有加强各种营养，才能有利于颈椎病的康复和维持身体健康。在主食上，除了细粮，最好能搭配一些粗粮，这样能起到生理上的互补作用；在副食上应注意荤素搭配，多食新鲜黄绿色蔬菜、水果、瓜果类、豆类及海带、紫菜、木耳、菌类等食品。

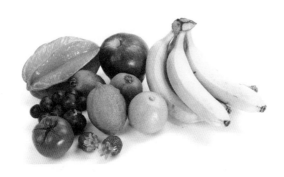

丹参桃仁粥

材 料
水发大米 100 克，丹参、桃仁各少许。

调 料
白糖少许。

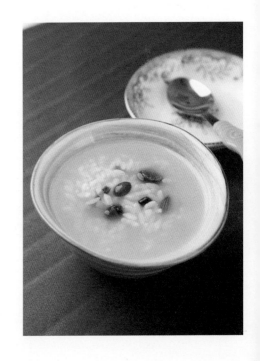

做 法

1 砂锅中注入适量清水，烧热，放入备好的丹参、桃仁，倒入洗净的大米，拌匀。

2 盖上锅盖，烧开后用小火煮约 30 分钟至熟。

3 揭开盖，加入少许白糖，拌匀至溶化。

4 关火，盛出煮好的粥即可。

取穴推拿

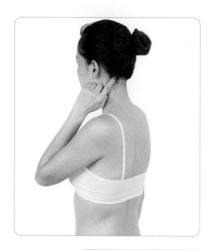

风池

风池穴位于项部，当枕骨之下，与风府相平，胸锁乳突肌与斜方肌上端之间的凹陷处。每天用拇指指腹揉按风池穴 3 ~ 5 分钟。

肩井

肩井穴位于肩上，前直乳中，当大椎与肩峰端连线的中点处。每天用拇指指腹按揉肩井穴 3 ~ 5 分钟，长期按摩，可改善肩颈痛。

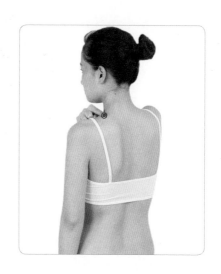

预防措施

1 平时应针对性地锻炼颈部肌肉，在工余时间做头部及双上肢的前屈、后伸及旋转运动，增强颈肩顺应颈部突然变化的能力。

2 避免高枕睡觉的不良习惯。

3 注意颈肩部保暖，避免头颈负重物，避免过度疲劳，坐车时不要打瞌睡。

4 应及早、彻底地治疗颈肩、背软组织劳损。

5 注意端正头、颈、肩、背的姿势，不要偏头耸肩，谈话、看书时要正面注视，并保持脊柱的正直。

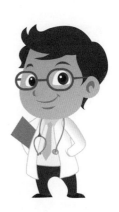

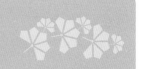

06 | 肩周炎

肩周炎，其全称叫肩关节周围炎，俗称"凝肩"、"冻肩"、"五十肩"等。因关节内外粘连，而以活动时疼痛、功能受限为其临床特点。以前，肩周炎似乎是中老年人的专属，但现在，这类疾病已经慢慢趋向年轻化，越来越多的年轻人也经常感觉肩膀酸痛，难以忍受。中医认为，肩周炎是软组织因气血不足、筋失所养、外感风寒或劳作过度等所导致的慢性损伤性炎症。

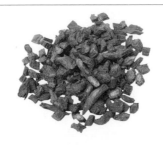

典型案例分析及验方分享

小赵是一家游戏公司的编程人员，几乎全天都在电脑前写代码，他自己戏称两只胳膊就没下过电脑桌。最近他感觉自己的手有点抬不起来，稍微一用力就酸胀得厉害，以前在球场上挥洒汗水的棒小伙，现在居然连胳膊都弯不过来了。

小赵很快找我倾诉："我以为我那是纯粹的体力活，没想到坐着坐着肩膀都抬不起来了。最近感觉肩膀很硬，并痛，真受不了。我同事在您这里做过理疗，觉得效果很不错，推荐我过来的。"我伸手按了按他的肩膀，果然很硬，又让他自己将胳膊往背上弯一下看看。结果这个动作做得他满头大汗。这明显就是久坐肩膀长时间不活动引起的。我问小赵："你平时喝酒吗？"小赵说："还行吧，也不经常喝，就是和朋友出去聚会时才喝点。"我说："行，你回去泡点丹参酒，每天喝一小杯。"

丹参酒的具体做法：取丹参 30 克，白酒 500 毫升，将丹参放入白酒浸泡 7 天，每次服用 20 毫升，每天 2 次。其中，丹参味苦、性微寒，具有活血化瘀、凉血、安神的功效；白酒可活血通脉、助药力、消除疲劳，两者合用，对肩周炎效果显著。

　　小赵说："单单喝丹参酒就行了吗？我想快点好，一大堆工作还等着我呢。"我说："肩周炎是慢性病，治疗起来可不能着急，你这是劳作过度而导致的慢性损伤性炎症，必须慢慢调理。不过你既然问了，我就再教给你一个体操疗法，这样内外兼治，双管齐下，会好得快些。"

　　体操疗法属于运动疗法的范畴，也是自然疗法之一，对防治肩周炎具有积极意义。每天坚持早、晚各做1次，只要坚持锻炼，注意肩部保暖，肩周炎就可以逐渐恢复。

　　［旋肩］直立，两脚同肩宽，上身向前弯，垂下的前臂做顺时针和逆时针的旋肩运动，旋转范围由小到大，每次50～100次。

　　［捞物］直立，两脚同肩宽，上身向前弯，两臂向下做捞物动作，每次30～50次。

　　［摸墙］站在墙前，患侧手扶住墙，由下向上摸，直到能伸到最高点为止，然后放下手，每次20～30次。

　　［展翅］直立，两手十指交叉按住颈部，两肘尽量向后活动，如大鸟展翅，每次30～50次。

　　［拍肩］直立，两脚同肩宽，先用右手手掌拍击左肩，同时用左手手背拍击右背；接着用左手手掌拍击右肩，右手手背拍击左背，每次30～50次。

　　［甩手］自然站立，全身放松，两脚分开与肩同宽，两臂自然下垂，掌心向内。甩手时要注意腰腿的重心，重心在下，两膝微屈，两臂伸直，前后用力来回摆动。至身体发热、温暖、出微汗为佳。每天早、晚各1次，每次摆动200～300次。

　　除了做体操和食疗之外，肩周炎患者可以多做做拉毛巾的动作：拿来一条长毛巾，两只手各拽一头，分别放在身后，一手上一手在下，像搓澡一样先上下拉动，再横向拉动，反复进行，每次15分钟。刚开始可能活动会受到一些限制，应该循序渐进，动作由小到大并由慢到快，每天早、中、晚各做1次。只要持之以恒，肩周炎的症状即能得到很好的缓解。

对症食疗方

　　患有肩关节周围炎的病人，如果每天吃大量的高脂肪类食物，将出现关节强直、疼痛肿胀以及功能障碍，关节炎的症状会明显加重。忌食海味，因为海参、海带、海菜、海鱼等含有一定的嘌呤，这些嘌呤被身体吸收后，能在关节中形成嘌呤盐结晶，使关节炎的病情加重。忌饮酒及大量饮咖啡、浓茶；忌生冷寒凉之物，如绿豆、冬瓜、黄瓜等应少食。

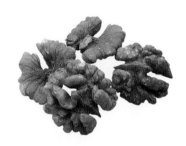

杭白芍桃仁粥

材 料
大米 200 克，杭白芍
10 克，桃仁 10 克。

调 料
白糖少许。

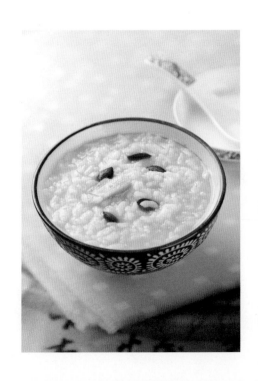

做 法

1 砂锅中注入适量清水，倒入备好的杭白芍、桃仁，拌匀。

2 盖上盖，用大火煮 15 分钟至药材释放出有效成分。

3 揭盖，倒入洗好的大米，拌匀。

4 盖上盖，用大火煮开后转小火煮 45 分钟至大米熟软。

5 揭盖，加入白糖，搅拌均匀。

6 关火，盛出煮好的粥，装入碗中即可。

取穴推拿

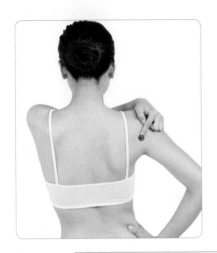

肩贞

肩贞穴位于肩关节后下方，臂内收时，腋后纹头上1寸（指寸）处。用拇指指尖掐按肩贞穴100～200次，每天坚持，能够治疗肩周炎。

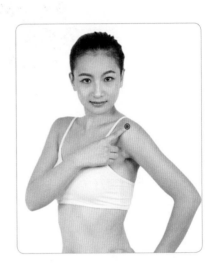

肩髃

肩髃穴位于肩部三角肌上，臂外展或向前平伸时，当肩峰前下方凹陷处。用拇指按揉肩髃穴100～200次，每天坚持，可防治肩臂疼痛。

预防措施

1. 加强体育锻炼，加强肩关节肌肉的锻炼，强健肩关节周围的韧带，可以预防和延缓肩周炎的发生与发展。

2. 受凉常是肩周炎的诱发因素，为了预防肩周炎，中老年人应重视保暖防寒，勿使肩部受凉。

3. 注意劳逸结合，不要长时间保持高强度肩部活动，防止肩部肌肉韧带劳损过重。

4. 对于经常伏案、双肩经常处于外展工作的人，应注意调整姿势，避免长期的不良姿势造成慢性劳损和积累性损伤。

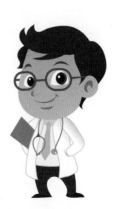

07 | 腰肌劳损

腰肌劳损，又称功能性腰痛，实为腰部肌肉及其附着点筋膜或骨膜的慢性损伤性炎症，是腰痛的常见原因之一。主要症状是腰或腰骶部胀痛、酸痛，反复发作，疼痛可随气候变化或劳累程度而变化，为临床常见病、多发病，发病因素较多。其日积月累，可使肌纤维变性，甚而少量撕裂，形成瘢痕、纤维索条或粘连，遗留长期慢性腰背痛。

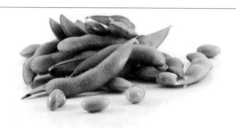

典型案例分析及验方分享

50岁的陈大叔是我老家的邻居，平时两家关系很好，经常互相走动。我有时候回老家也会去他家闲聊，这次回去，刚吃完晚饭，陈大叔就过来串门了。

见他走路有点佝偻，右手还扶在腰侧，脚步也不像之前那样利落，有些走一步停一步的样子。我忙上去扶他过来坐下关切地问："陈叔，您这是怎么了，腰不好吗？"陈大叔小心翼翼地坐在椅子上，揉了揉自己的腰，表情轻松一点才说："可不是嘛，前天帮人扛包，不小心滑了一跤，一下就闪了腰，当时我就疼得站不起来。回家用热毛巾敷了，睡了一觉才好点，可是这腰痛现在还是干不了活啊，地里的麦子就要熟了，这可咋办？"说着就着急起来。我一听心里也不好受，农村就是这样，有劳力才有饭吃，要是耽误了农忙，这一年就要打水漂，难怪陈大叔着急。我问道："您这腰以前有没有受过伤，有没有去医院看过？"

腰痛也分急性和慢性，陈大叔这次腰痛得这么厉害，而且恢复的也不好，估计不是新伤，以前若是也受过伤那就解释得通了。听我这么问，陈大叔想了想便道："有的，去年我去地里搬麦子，也是滑了一跤，加上那袋子麦子太重，当时倒是没事，就是第二天起来，腰根本直不起来。好不容易起来腰间也没力，一点重的东西都不能拿。当时我也没觉得是啥大事，就去村里的诊所找了个老中医给我拔了两个火罐就好了，你说这次不会和上次拔火罐有关吧？"说完陈叔一脸质疑地望着我。

我不好说什么，但是腰损伤了没有好好休息肯定会落下病根，火罐固然可以解除疼痛，但是也要患者自己配合，你说这医生前脚刚给你治疗，嘱咐要休息几天，你后脚就去做体力活，机体恢复能力再强也适应不了这高强度的节奏啊。而且看陈叔的样子，肯定没有卧床休息，也没有补充营养，若是上次恢复好了，这次也不会伤得这么严重。

我伸手去捏了捏他腰部，发现腰侧僵硬紧绷，稍微用力点，同侧下肢就会不由自主地发抖。我说："你这是陈旧性的腰部损伤，一般有两个方法，一是在家躺在床上，好好休养一个星期，一个是针灸理疗配合饮食调理。不过两者都要有足够的休息，期间尤其不能提拉重物，更不用说扛包这样的重体力活。"陈叔一听要他躺床上，顿时就不乐意地说："那怎么行，地里的活没人干咋办？"我说："你现在不把腰养好，地里的活也干不了，要是再扭一下，你这腰还要不要了？"

治疗这种陈旧性的腰扭伤，最好是不要干重活，避免腰痛复发，但是陈叔显然是做不到，那么就只有暂时缓解。我说："陈叔，我教你个方法，不用吃药也不用打针，只要你每天坚持做，半个月可以有效果。期间你再配合穴位按摩，肯定好得更快。"

我说的这个方法就是：①热敷法：将炒热的粗盐、粗沙包在布袋里，趁热敷在患处，每次 30 分钟，早晚各 1 次，注意不要烫伤皮肤。②擦腰法：将双掌搓热，紧贴患者腰部皮肤，横向反复摩擦，擦到局部微热即可。③揉按肾俞穴、腰俞穴、委中穴和阿是穴，每个穴位揉按 2 分钟。当然最重要的就是每天最好平躺卧床 6 小时，床垫换成硬板床，也不要枕枕头。

对症食疗方

　　在饮食方面,腰痛患者应该多摄取强筋壮骨的食物,包括筋类、淮山、豆类、白木耳、菜心、海参、枸杞等。主要作用是强壮腰肌,增强腰椎的承受力,配合锻炼达到减缓腰痛的目的。

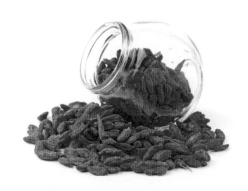

蚕豆枸杞粥

材 料
水发大米 180 克,鲜蚕豆 60 克,枸杞少许。

调 料
盐少许。

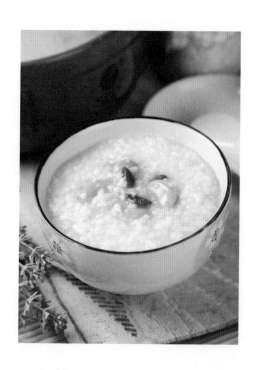

做 法

1 砂锅中注入适量清水,烧热,倒入洗净的大米和蚕豆,搅拌,使米粒散开。

2 盖上盖,大火煮开后改小火煮约 20 分钟,至米粒变软。

3 揭盖,撒上洗净的枸杞,拌匀。

4 盖上盖,用中小火续煮约 10 分钟,至食材熟透。

5 揭盖,加入盐,搅拌几下。关火,盛出煮好的枸杞粥。

6 装在小碗中,稍微冷却后即可食用。

取穴推拿

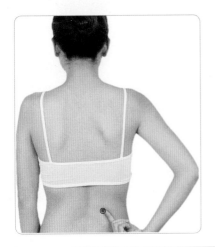

志室

志室穴位于人体腰部，第2腰椎棘突下旁开4指横宽，即3寸的位置。俯卧位，双手伸展至背后腰部，用拇指指腹点按第2腰椎棘突下旁开3寸的志室穴，每次点按1分钟。

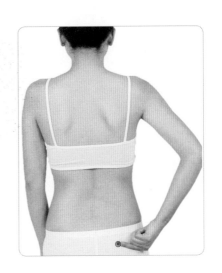

秩边

秩边穴位于人体臀部，平第4骶后孔，骶正中嵴旁开3寸的位置。俯卧位，双手伸展至臀部，用拇指指腹点按骶正中嵴旁开3寸的秩边穴，每次点按1分钟。

预防措施

1 注意防寒防潮，天气变化时注意随时增减衣服。

2 注意尽量不要做激烈运动，纠正不良姿势，防止腰扭伤。

3 腰部作为人体运动的中心，过度劳累，必然会造成损伤而出现腰痛，因此，在各项工作或劳动中注意有劳有逸。

4 保护腰部，最好使用硬板床，过软的床垫不能保持脊柱的正常生理曲度。

5 注意控制体重，过于肥胖的体重，必然给腰椎带来额外的负担，特别是中年人和妇女产后，应节制饮食，加强锻炼。

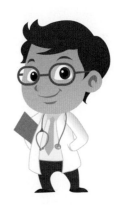

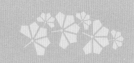

08 | 风湿性关节炎

风湿性关节炎的典型表现是轻度或者中度发热，关节、肩颈、腰背、足跟疼痛，有时还伴有关节的肿胀，病变局部会呈现红肿、灼热、剧痛，部分患者也有几个关节同时发病，出现肌肉酸痛、无力等症状。不典型的患者仅有关节疼痛而无其他炎症表现，急性炎症一般于 2 ～ 4 周消退，不留后遗症，但关节病变常常反复发作。

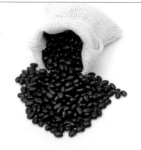

典型案例分析及验方分享

有一次出行旅游时，我机缘巧合地结识了一位在景区蹬三轮的江师傅，他一边向我们介绍景区的特色，一边和我们唠家常，为人很热情。中午吃饭的时候，我看他一双膝盖上裹着裹膝，天气并不冷，我好奇地问了一句："江师傅，这都快立夏了，您还裹着膝盖？"江师傅倒是不忌讳，直言他 5 年前就检查出来有风湿性关节炎，中药西药吃了一大堆，总也不见好，要么就是反反复复的，时间久了他也心灰意冷了。

"我年轻的时候，那可是冬天都敢下河游泳，现在年纪大了，做什么都不能随心所欲了。"江师傅倒是不服老，不过说起自己这个病，也是满脸无奈。年轻的时候在农村，粗活重活一样干，有个头疼脑热的，仗着身体好很快就可以扛过去，后来年纪大了，身体开始出毛病了。先是腰背痛，走不了远路了，后来是腕关节、肩部痛，总是不定时的痛一阵子。

说到关节痛，江师傅情绪略微有些激动："以前这双腿还不痛的时候，我是脚踩的三轮，现在腿脚不行了，儿子就给我买了个电动的。"我看他手腕关节都不是特别地利索，有几个关节都变形了，而且疼痛位置并不固定，这是典型的行痹又称游走性风湿性关节炎。我给他推荐了一个方子：独活黑豆汤，药食两不误。

独活黑豆汤的具体做法：取独活 12 克，黑豆 60 克，米酒少许。将独活、黑豆放入清水中，小火煮 2 小时，取汁，兑入米酒，每天内分 2 次温服。

独活味辛、苦，性微温，归肝、肾、膀胱经，可以祛风湿、散寒止痛。独活用于风寒湿痹、腰膝疼痛。黑豆味甘、性平，归脾、肾经，具有消肿下气、润肺燥热、活血利水、祛风除痹、补血安神等作用。黑豆用于水肿胀满、风毒脚气、痈肿疮毒的治疗。此二者合用，祛风除湿，还能强身健体，对中老年人尤其适合。

我还给他推荐一种膏药——苗岭拔风膏。这种药膏以"治风先治血，血行风自灭"为治疗原则，在益气养血、祛风除湿、搜风除痹的基础上，加以通经活络，打通因寒湿外邪而阻滞的筋脉，消除关节肿胀、疼痛症状，同时注重补益肝肾、强筋壮骨。该药具有强效的止痛作用，可以迅速消除关节酸痛、麻木、发热等症状。江师傅若配合我之前给他说的食疗方子，药食两用，双管齐下，一定会有不错的疗效。

一个月后，江师傅打来长途电话，我刚接电话就听到他一个劲儿地感谢，说他现在腿脚也利索了不少，也没以前那么怕冷了。尤其是膝关节，以前是遇到变天就痛得厉害，现在居然没之前那么痛了，发作的时间间隔也越来越长。身体好了，江师傅的声音里都透着激动和喜悦。我说："您可别高兴得太早了，日常该注意的地方还得注意。您的那个护膝就不错，平时出门的时候，最好还是带着。有时间就多锻炼锻炼，心情放松，病就好得快。"

对症食疗方

　　风湿性关节炎患者坚持正确的饮食有利于病症缓解。正常情况下患者应食高蛋白、高热量以及易消化的食物，忌食辛辣、生冷、油腻的食物。多吃有清热解毒功效的食物，如马齿览、丝瓜、苦瓜；多吃通络祛风止痛的食物，如蛇类、虫类等有活血通络、祛风止痛功效的食物。

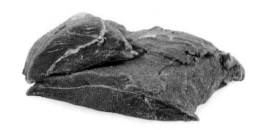

红花炖牛肉

材 料
牛肉 300 克，土豆 200 克，胡萝卜 70 克，红花 20 克，姜片、葱段、花椒各少许。

调料
料酒 20 毫升，盐 2 克。

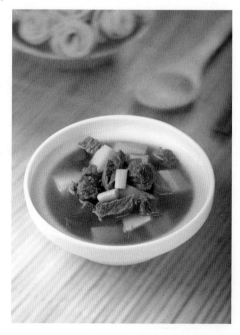

做 法

1. 将准备好的食材洗净、切好备用。
2. 锅中注入适量清水，倒入牛肉丁，淋入适量料酒，煮至沸，余去血水后捞出沥干待用。
3. 砂锅中注入适量清水，烧开，倒入余过水的牛肉丁，放入洗好的红花、花椒、姜片、葱段，淋入少许料酒。盖上盖，烧开后转小火炖 90 分钟。
4. 揭盖，倒入切好的胡萝卜、土豆，加入少许盐，搅拌均匀，至食材入味，煮 15 分钟。
5. 关火，将煮好的汤盛出，装入碗中即可。

取穴推拿

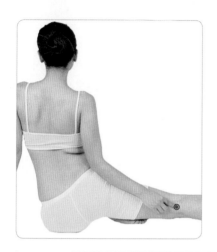

委中

委中穴位于腘横纹中点，当股二头肌腱与半腱肌肌腱的中间。用拇指按揉委中穴 100 ~ 200 次，每天坚持。

阳陵泉

阳陵泉穴位于小腿外侧，当腓骨小头前下方的凹陷中，用手指指腹按揉阳陵泉穴 3 ~ 5 分钟，长期按摩，可改善下肢痿痹、膝关节炎等。

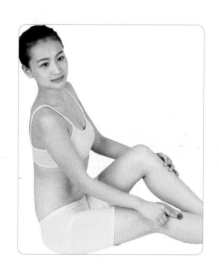

预防措施

1 经常参加体育锻炼，强健体魄，增强抗病能力。

2 饮食有节，起居有常，劳逸结合。

3 防止受寒、淋雨和受潮，关节应要注意保暖，不穿湿衣、湿鞋、湿袜等。

4 注意保持情绪的稳定，学会调节情绪，减轻心理压力。

5 预防和控制感染，对于咽喉炎、鼻窦炎、慢性胆囊炎、龋齿等感染性疾病应及时治疗。

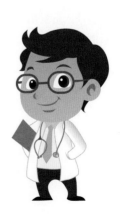

小病不求医

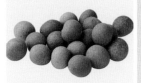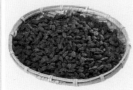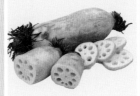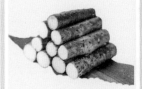

第四章

女人吃得好，小病没烦恼

女性从青春期开始，就应该懂得月经、生育、妊娠、分娩、绝经等一些基本的医学常识，并经常保持乐观的情绪，学会调理自己的身体，这样可避免或减少某些妇科疾病的发生。

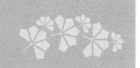

>>>>>>>>>>>>>>>>>>>

01 | 乳腺炎

乳腺炎是指乳房部位发生的一种急性化脓性疾病，多发于产后 3～4 周的妇女，尤其是初产妇多见。发病初期乳房肿胀、疼痛，肿块压痛，表面红肿、发热；轻者不能正常给婴儿哺乳，重者则需要进行手术治疗。随着病情的继续发展，症状加重，出现乳房搏动性疼痛。严重者伴有高热、寒战、乳房肿痛明显，局部皮肤红肿、有硬结、压痛，患侧腋下淋巴结肿大、压痛。

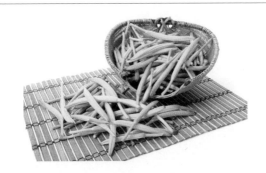

典型案例分析及验方分享

前一段时间，24 岁的小林刚刚喜悦地升级做了妈妈。新生命的到来让全家人都满心欢喜，小林也是三句话离不开孩子，并且坚持母乳喂养，哪怕自己再苦再累，她觉得为了孩子也是值得的。

但是最近小孩子胃口不好，吃得不多，小林又没有及时吸奶，导致乳房积奶。孩子在吃奶的时候，她隐隐感觉乳房有些刺痛，但是因为她是初产妇，没有这方面的经验，只当是正常的生理反应，晚上用热毛巾敷一下就没在意了。可是，过了两天，刺痛不仅没有消失反而越来越严重，乳头周围还微微有些发红，皮肤也变得敏感，不要说给孩子喂奶，就是内衣穿得稍微紧一点都疼得厉害。孩子每次吸奶都给她带来钻心的痛，为了孩子的健康成长，小林都是忍住眼泪给孩子喂奶。眼看着乳房越来越痛，越来越红肿，还结成了几个硬块，小林终于难以忍受了。

小林来找我的时候，已经不是那个神采奕奕的新妈妈，身体发热、浑身酸痛、痛苦不堪。现在孩子已经没办法喂了，只好泡奶粉喝。她内衣也不敢穿，一碰就痛，而且就算是能用吸奶器，吸出来的奶她也不敢给孩子吃。小林一边哭一边说："实在是太痛了，要不然我怎么会让孩子吃苦！现在我也不敢吃药，这可怎么办啊？"

看着她哭得这么伤心，我忙劝她："你这还在坐月子，怎么能哭？你这只是普通的乳腺炎，又不是治不好，怕什么？我告诉你两个方法，保证你药到病除。"小林忙问："什么方法，要不要吃药？"我说："不用吃药，就是普通的按摩和食疗，对孩子没有坏处。你这乳腺炎就是乳汁淤积不畅导致的，只要让乳汁通畅，病就迎刃而解了。梳头用的梳子，其实就是一个很好的按摩工具。每天用梳子梳理一下乳房，对产后缺乳、积乳、乳痈、急性乳腺炎都有很好的效果。当然配合热敷或者药物外洗效果更佳。"

外敷的药可用赤芍药 20 克，夏枯草、蒲公英各 30 克，水煎后外洗并做热敷。蒲公英性味甘、微苦、寒，功效清热解毒，消肿散结。夏枯草性味苦，功效清泄肝火、散结消肿、清热解毒。理疗时一手托起乳房，一手持木梳由乳房四周轻轻地、慢慢地向乳头方向梳去，接着再从乳房底部向乳头方向做圆周运动式的梳理，每天梳理 1 次，每次梳理 5 分钟。

这是乳腺炎初期的处理办法，若是到了成脓期，乳房中央肿块渐渐变软，按之应有波动感，局部漫肿发热，压痛明显，穿刺抽吸有脓液，有时脓液可从乳窍中流出，全身症状加剧。这时候取大葱 250 克，将葱洗净，切碎，捣烂取汁 1 杯，加热顿服。每天服用 1 次，可连续服用。若是到了排脓期，可以采用手术排脓。若是排脓通畅，则局部肿消痛减，发热、怕冷的症状都会减轻，疮口逐渐愈合。若是溃后脓出不畅，肿势不消，疼痛不减，体热不退，可能形成脓袋，或者脓液波及其他乳络形成乳痈。此时可取猪蹄 1 只，黄花菜 25 克，炖熟后不加作料食用，每天 1 次。

对症食疗方

为了有效地预防乳腺炎发生，患者最好采用饮食和治疗并重的策略。正确饮食，忌避免暴饮暴食。针对患者的病情，可以在其饮食中多加入一些具有行气通络、化瘀散结功效的食物，避免大量进补高脂肪、高蛋白的营养品。控制激素的摄入，少吃油炸食品，不宜吃烧、烤、煎、炸、温热性食物。

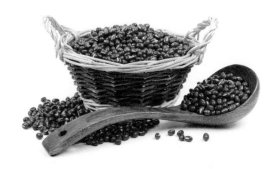

芸豆赤小豆鲜藕汤

材料
藕 300 克，水发赤小豆 200 克，芸豆 200 克，姜片少许。

调料
盐少许。

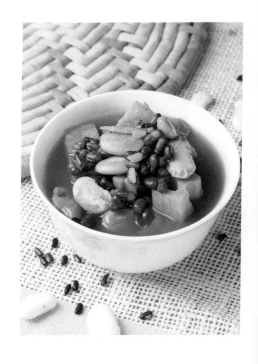

做法

1 洗净去皮的莲藕切成块，芸豆和赤小豆洗净待用。

2 砂锅注入适量的清水大火烧热，倒入莲藕、芸豆、赤小豆、姜片，搅拌片刻。

3 盖上盖，煮开后转小火煮 2 小时至熟软。

4 揭盖，加入少许盐，搅拌片刻。

5 将煮好的汤盛出，装入碗中即可。

取穴推拿

乳根

乳根穴位于人体胸部，乳头直下，乳房根部的凹陷处。正坐或仰卧，抬手曲肘，以示指或中指指腹在乳头直下，乳房根部凹陷处的乳根穴做轻柔按摩，每次3分钟。

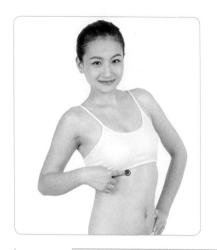

膻中

膻中穴位于人体胸部，前正中线上，两乳头指尖连线的中点处。正坐或者仰卧、单手伸至胸前，以拇指或中指指腹在胸部两乳头之间中点处的膻中穴做轻柔按摩，每次3分钟。

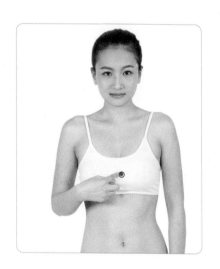

预防措施

1. 妇女在妊娠后期，应经常用温水或用75%的酒精（乙醇）棉球擦洗乳房、乳头，每2～3天1次。
2. 如果乳头出现破损或皲裂，应及时治疗，避免细菌通过破损口损害乳腺管。
3. 乳汁过多时应及时用吸奶器吸净，养成定时哺乳的好习惯，尽量避免让宝宝含着乳头睡觉。
4. 选择文胸以不使乳房有压迫感为宜，平时活动时也应要注意避免外力碰撞乳房。

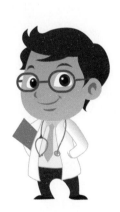

02 | 白带异常

　　白带是指女性在青春期、月经前期或妊娠期，从阴道中排泄出的少量无臭异气味的白色或黄色分泌物。一到夏季，很多女性朋友就会面临外阴瘙痒、白带异常的尴尬，除了坐卧不宁之外，有的人甚至会有外阴疼痛、烧灼感，以及小便和性交痛等，严重影响着女性的生活质量。

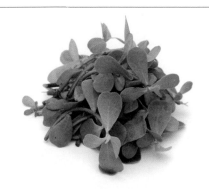

典型案例分析及验方分享

　　最近天气变热，很多女性都有白带异常的毛病，小美就是其中一例。小美是一家公司的行政人员，上班时间基本都是坐着，她个人又比较传统，衣服裙子都穿得很保守，下体透气性很不好。小美说："最近我老是觉得下体有异味，白带颜色也变成淡黄色，很浓稠。自己去药店买了药膏来擦，好一阵坏一阵的。现在又复发了，感觉比之前更严重了，现在我老觉得周围人看我的眼神都是怪怪的。"

　　我说："你这个情况应该是有一段时间了吧，刚开始肯定没这么强烈的异味。主要是天气热，下体透气性不好给闷出来的。平时注意一下着装，最好是穿一些透气性比较好的衣服，在办公室多走走，动一动，促进一下下体的血液循环，外阴瘙痒和白带增多的情况就会改善很多。你可以去买一点苦参泡水洗一下外阴部。另外，我给你推荐两个食疗方，平时吃一点预防一下。"

　　一个是白果仁冰糖水，其具体做法：取白果仁200克，冰糖3克，将白果仁去心加入冰糖煎煮 1 小时左右即可饮用。白果仁含有多种营养元素，除淀粉、蛋白质、脂肪、糖类之外，还含有维生素 C 和多种微量元素，以及银杏酸、白果酚等成分，具有益肺气、治咳喘、止带虫、缩小便、增加血流量等作用。制作成白果仁冰糖水，可去腐生肌，解毒杀虫。

另一个是马齿苋饮，其具体做法：将鲜马齿苋 50 克洗净，冷开水再浸洗一次，切小段，用搅拌机搅烂，榨取鲜汁，加入蜂蜜 25 毫升调匀，隔水煮熟即可，分 2 次饮用。马齿苋又叫瓜子菜，味酸性寒，能清热解毒、化湿止带，主治细菌性阴道炎。此菜味道酸甜可口，可增加食欲，非常适合炎热的夏季食用。

"这两个方子，不仅能治白带增多，还能清热解毒、祛暑开胃、纤体瘦身、美容养颜呢！"小美一听不用吃药就可以解决她的问题，顿时兴高采烈地回去了。过了 2 个星期，小美兴奋地打来电话道："你的那两个食疗方子真不错，现在我身上也干净了，白带也正常了，感觉整个人都轻松了。"

在日常生活中，女性朋友应注意做好外阴部的清洁卫生，每天用温水清洗外阴部，并对生活用品进行高温消毒。同时，应注意阴道冲洗，一般每周进行一次阴道冲洗，不宜过勤。另外，避免经期性生活。经期是女性身体最为脆弱的时期之一，免疫力低下，这个时候进行性生活很容易造成感染，导致白带异常等一系列疾病的发生。

在饮食方面，须注意营养均衡。最好是选择清淡的、易于消化的食物，不要吃生冷、辛辣等刺激性的食物。

对症食疗方

　　白带异常的防治，首先在饮食上要少食辛辣和油腻生冷之物，多食一些益脾补肾和清热利湿的食物，如莲子、大枣、山药、薏米、冬瓜仁等。如为脾虚和肾虚所致的白带质稀、量多，可选用扁豆、白果、蚕豆、绿豆、黑木耳、胡桃肉、淡菜、龟肉、芹菜、荠菜、乌鸡、乌贼骨、鸡冠花、马齿苋、石榴、鳜鱼、红豆等进行食疗。

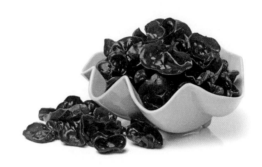

莲子薏米粥

材料
薏米 100 克，莲子 50
克，红枣 5 颗。

调料
冰糖 15 克。

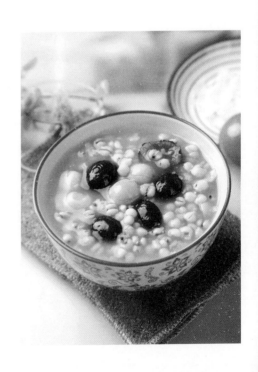

做法

1　砂锅中注入适量清水，烧开。

2　倒入已浸泡好的莲子、薏米以及去核的红枣，
　搅拌。

3　盖上盖，烧开后用小火煮 60 分钟，至食材
　熟透。

4　揭盖，加入冰糖，搅拌均匀，转中火煮约 1
　分钟至冰糖溶化。

5　关火，盛出煮好的粥，装入碗中，稍稍冷却
　后即可食用。

取穴推拿

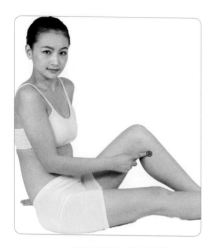

阴陵泉

阴陵泉穴位于膝盖内下侧，胫骨内侧突起的下缘凹陷中处。取坐位，将拇指指端放于阴陵泉穴处，先顺时针方向按揉 2 分钟，后再点按 0.5 分钟，以酸胀为度。主治膝关节红肿疼痛、小便不利或失禁、月经不调和白带增多等。

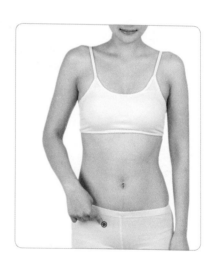

子宫

子宫穴位于下腹部，当脐中下 4 寸，中极旁开 3 寸处。取坐位或仰卧位，用双手拇指分别按于两侧子宫穴，先顺时针按揉 2 分钟，再点按 0.5 分钟，以局部感到酸胀并向整个腹部放散为好。主治痛经、白带异常等。

预防措施

1 即使没有任何不适，有性生活的女性应每年至少做一次全面的妇科体检。

2 坚持锻炼，增强体质，提高自身对病菌的抵抗力，保持良好的睡眠，饮食合理，尽量多食用一些富含维生素的食品。

3 平日不用卫生护垫，每天晚上用清水洗净外阴，更换内裤，选购内裤时尽量选择棉质内裤，避免穿尼龙内裤。

4 不要用各种药液清洗阴道，这样做反而会破坏阴道的内环境。所以说女性应注意千万不要乱用各种阴道洗涤液。

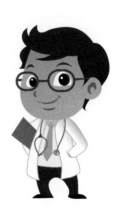

03 | 月经不调

月经不调的概念很宽泛，通常泛指各种原因引起的月经改变，包括月经的周期、经期、经色、经质的改变，以及经期紧张综合征等，是伴随月经周期前后出现的多种病症的总称。月经不调分为月经先期、月经后期、月经先后不定期、月经过多、月经过少、经间期出血以及经前期紧张综合征等。

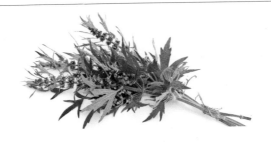

典型案例分析及验方分享

刘小姐是一家电视台的后期制作工作者，经常要加班到很晚，生活极不规律，好几次都是日夜颠倒。一开始仗着自己年轻，没觉得有什么异常，时间一长，问题就开始出现了，这不之前准时到访的"大姨妈"现在采取了随机模式。刘小姐说："好几个月了，我的月经都是不按时来，有时候来得早，有时候来得晚，月经量也比较少，现在脸上斑点也多了起来，愁死我了。"

熬过夜的人都或许会有这种感觉，当熬完夜第二天起床的时候，会感觉特别疲惫，脸色黯淡、无光，有时候还蹦出几个青春痘……可见，熬夜不仅有损健康，对个人的形象也有很大的伤害。

刘小姐月经不调，是因为长期熬夜引起的。对于现代女性而言，熬夜似乎是家常便饭，而随着女性熬夜，月经不调的女性也是越来越多。研究表明，经常打乱生物钟，生活不规律，喜欢昼夜颠倒的女性出现月经不调的概率是作息正常女性的 3 倍。女性长期熬夜或者失眠，昼伏夜出会改变身体原有的生物钟，从而引发机体生命节律紊乱这种紊乱导致女性体内激素分泌不平衡，进而影响女性的排卵周期，出现月经不规律。

我提醒刘小姐："工作固然重要，但是为了工作而损害自己的健康，那就不值得。尽量调整一下作息时间，使生活过得有规律一些，这才是治病的关键。我这里有个食疗方，你可以回去试试，应该对你的情况有帮助。"刘小姐这个情况，从本质上说是虚症，尤其对于女性而言，血虚是所有女性的健康杀手，所以补虚对刘小姐来说非常重要。

食疗方，当归煮蛋：取当归5克，鸡蛋2个，红糖100克。将煮熟的鸡蛋剥壳以后和当归、红糖一起煮，一个星期喝1～2次。中医学认为，当归味甘、性温，归肝、脾、心经，可补血活血、调经止痛、润肠通便，适用于血虚萎黄、眩晕心悸、月经不调等症；鸡蛋具有滋阴养血的作用；红糖味甘、性温，入脾，具有益气补血、健脾暖胃、活血化瘀的作用。三者合用，对面色发黄、月经不调、月经稀少的患者有很好的疗效。

月经不调者还可以用大枣益母草汤：取大枣20枚，益母草10克，红糖10克，加水共炖，饮汤。每日早晚各一次，可温经养血、祛瘀止痛，对于治疗经期受寒或贫血等造成的月经不调、疼痛、腰酸，有很好的疗效。

大枣性味温、甘，功效补血益气，健脾益胃；益母草味辛、苦、凉，功效活血、祛淤、调经、消肿；红糖也具有补脾益气，补血益气的功效。经过一段时间的调理，刘小姐月经不调的毛病已经有了很大的改善，最近两个月月经都按时来了，经量也正常了。她调整了一下自己的作息时间，现在失眠的情况也有了很大的改善，精神状态也很不错，脸上斑点也消了不少。

随着生活节奏的加快，月经不调者越来越多。临床上比较典型单纯的证型较为少见，往往以肾阴虚兼杂其他证型较为多见，故治疗上各种证型用药必须充分考虑，仔细辨证，加减用药，才能药到病除。

对症食疗方

在饮食方面，月经不调患者应该多吃高纤维食物，如蔬菜、水果、粗粮等。还应摄取足够的优质蛋白质，如多食鱼类、瘦肉类、蛋类、奶类等。因经期失血，会造成血红蛋白流失，多吃富含优质蛋白的食物，可补充经期流失的营养。避免饮用浓茶，因浓茶富含咖啡因，会刺激神经和心血管，增加焦虑和不安的情绪，并容易加重月经不调症状。

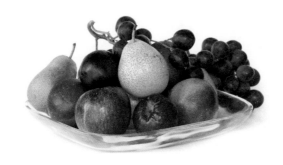

枸杞桂圆糯米粥

材 料
枸杞 10 克，大枣 30 克，
水发桂圆 20 克，水发
糯米 80 克。

调 料
白糖少许。

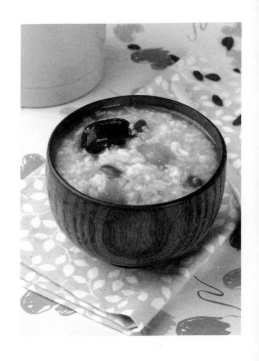

做 法

1 往焖烧罐中加入热开水，盖上盖静置片刻，将里面的开水倒去。

2 往罐里加入备好的糯米、大枣、桂圆、枸杞。

3 再加入适量的开水，盖上盖，焖煮 5 分钟。

4 揭盖，将冷却的水倒出，再倒入适量的开水。

5 盖上盖，焖 1 小时至食材熟透。

6 揭盖，加入适量的白糖，搅拌匀。

7 将焖好的粥盛出装入碗中，即可食用。

取穴推拿

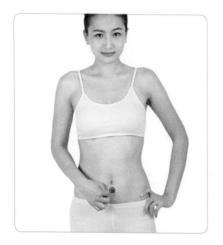

气海

气海穴位于体前正中线，脐下 1.5 寸的位置。仰卧位，施术者右手示指和中指并拢，示指横放于肚脐处，则中指边缘与体前正中线相交的位置即是气海穴。用示指指腹或手掌掌心在脐下 1.5 寸的气海穴回旋按摩，每次 3 分钟。

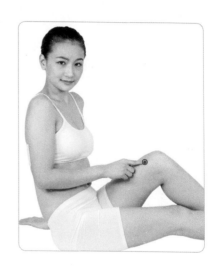

血海

屈膝，在大腿内侧，髌底内侧端上 2 寸,股四头肌内侧头的隆起处即血海穴。正坐或仰卧位，屈膝，略抬起左腿，用右手拇指指腹在膝盖内侧上方的血海穴做回旋按摩，每次 2 分钟。

预防措施

1. 防止着凉受寒。经期女性切勿冒雨涉水，无论何时都应避免使小腹着凉受寒。
2. 经期女性应补充足够的铁质，以预防缺铁性贫血。
3. 调整自己的心态，避免因情绪问题而导致月经不调。
4. 尽量使自己的生活有规律。熬夜、过度劳累、生活不规律都会导致月经不调。
5. 有些女性朋友在生活中乱吃避孕药，也会导致月经不调。

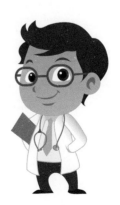

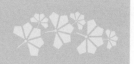

04 | 痛经

女子正值经期或行经前后，出现周期性的小腹疼痛，伴有腰痛、腹胀、乳房胀痛等症状，严重影响生活及工作，这一现象称为痛经。每个女性都会遇到一次或多次的痛经，尤其在青春期女性中多见。痛经时，往往会有小腹腰部疼痛的感觉，严重者可伴有恶心呕吐、冷汗淋漓、手足厥冷，甚至昏厥。

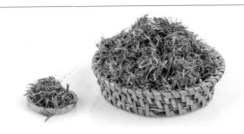

典型案例分析及验方分享

前几天坐公交车时，看见窗边坐着一位年轻的女孩，她脸色苍白，额头上直冒冷汗，整个人身体蜷缩在椅子上，手紧紧地捂着肚子。当时车上很空，周围并没有什么人在，所以也没人发现她有什么异常，出于职业习惯，我上前去问了问她："姑娘，你是不是不舒服？"姑娘这才抬头望着我，虚弱地点了点头："我痛经，老毛病了。"我说："这可不是什么小毛病，下一站刚好是医院，你得赶紧下车去看看。"刚好我去医院办点事，正好顺路陪同去。

到了医院，医生开了点活血化瘀的药，我出去买了点红糖冲泡让她喝下，姑娘脸色这才好看了。于是乘着我们坐在大厅闲聊的时候，我问了一下她的基本情况。姑娘说她叫小玲，自从月经来潮起，就不怎么省心，不是经量过多就是痛经，而且在月经前几天就会出现莫名其妙地心烦、胸闷，常常为一点小事就大发脾气，伴有胸胁胀痛，经前或经期小腹胀痛，月经色暗有块。"我每次痛经的时候就会吃止痛药缓解疼痛，但是听人家说老是吃药不好，有副作用，但是不吃又出现今天这样的情况，真是不知道怎么办好了。"小玲捂着肚子，语气虚弱。

听完小玲的情况，我知道她这是属于气滞血瘀症型的痛经。我对她说："止痛药你就别吃了，喝点黄芪红枣茶吧，坚持一段时间，你就不会像现在这样气虚了。"

黄芪红枣茶的具体做法：取黄芪 15 克，红枣 25 克，红糖、姜丝适量。将红枣和黄芪放入砂锅中，加入适量的清水，煎煮 15 分钟，煎好后加入红糖、姜丝即可饮用。黄芪是非常好的补气药，能补气养血，化瘀通行；红枣是补血佳品，能健脾益胃、补血养血。两者合用，可以起到行气、养血、活血、祛瘀、止痛的作用，是痛经患者的食疗佳品。

为了加强效果，我还增加了一个食疗方——艾叶红花饮。其具体做法：取红花 5 克，生艾叶 10 克。上药放入杯中，冲入开水 300 毫升，盖上杯盖，20 ~ 30 分钟后服下。一般在经前 1 天或来月经时服用 2 剂。艾叶具有散寒止痛、温经止血的功效，用于少腹冷痛、经寒不调。红花具有活血通经、祛瘀止痛的功效，是活血通经药。

除了坚持饮用上面两种药茶之外，我还叮嘱小玲平时吃一些具有舒肝理气、活血调经作用的食物，如白萝卜、柑橘、佛手、茴香菜等。

3 个月后的一天，我接到了一个陌生的电话，接听后才知道是小玲打过来的，电话那头的小玲很高兴地说："非常感谢您告诉我的方法，现在我已经有两个月没有痛经啦！"我说："那就好，平时多注意保持心情愉快，要多活动锻炼身体，把身体养好，气血足了也就用不着吃药了。"

除了按照证型分类之外，痛经还分为原发性和继发性两类。原发性痛经是周期性月经期痛但没有器质性疾病，继发性痛经常见于子宫附件疾病。对于痛经患者，只有原发性痛经患者食疗效果较好，继发性患者必须积极配合治疗原发性疾病，这样才能真正远离痛经。

对症食疗方

　　痛经患者在月经来潮时宜食用清淡易消化的食物，应避免进食生冷食物和刺激性食物，如辣椒、生葱、生蒜、胡椒等。可以适量饮点酒，能通经活络、扩张血管，使平滑肌松弛，对痛经的预防和治疗有一定作用。平时饮食应多样化，不可偏食，应经常食用些具有理气活血作用的蔬菜、水果，如荠菜、香菜、胡萝卜、橘子、佛手、生姜等。

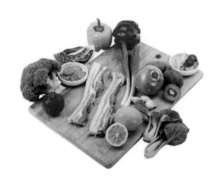

当归益母草鸡蛋汤

材　料
鸡蛋2个，红豆35克，
花生米40克，当归、
益母草各少许。

调　料
红糖30克。

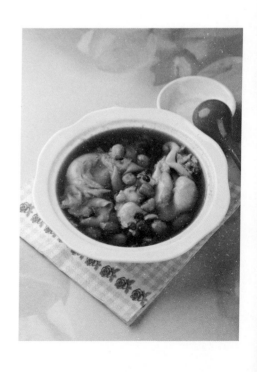

做　法

1. 取一个纱袋，放入备好的当归、益母草，系紧袋口，制成药袋，待用。
2. 砂锅中注入适量清水，烧热，放入药袋，倒入洗好的红豆、花生米，搅拌均匀。
3. 盖上盖，烧开后用小火煮约30分钟至其熟软。
4. 揭盖，拣出药袋。打入鸡蛋，用大火煮至熟透。
5. 放入适量红糖，搅拌均匀，煮至溶化。
6. 关火，盛出煮好的鸡蛋汤即可。

取穴推拿

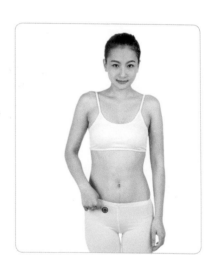

三阴交

　　三阴交穴位于小腿内侧，当足内踝尖上3寸，胫骨内侧缘后方。主治月经不调、腹痛、泄泻、水肿、疝气、痛经。用拇指按揉三阴交穴100～200次，每天坚持，能够治疗月经不调、腹痛、泄泻。

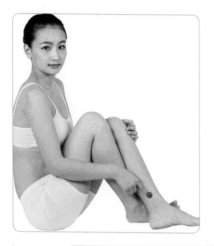

子宫

　　子宫穴位于下腹部，脐下4寸处左右，旁开正中线3寸的距离各一点。按摩时用双手示指、中指按压住两旁子宫穴，稍加压力，缓缓点揉，以有酸胀感为度，每次按压3分钟。

预防措施

1. 月经来潮前3～5天内饮食以清淡食物为主，应进食易消化易吸收的食物，不宜过饱，尤其应避免进食生冷食品。
2. 应经常食用些具有理气活血作用的蔬菜、水果，保持饮食均衡，少吃过甜或过咸的食物，少食含咖啡因的食物。
3. 应保持身体暖和将加速血液循环，并松弛肌肉，尤其是痉挛及充血的骨盆部位，应多喝热开水，也可在腹部放置热敷袋或热水袋，每次数分钟，或用艾条灸小腹。

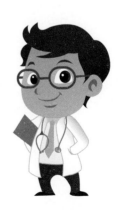

05 | 更年期综合征

女人40岁后进入围绝经期，也就是更年期的前奏，此时卵巢功能开始逐渐衰退，垂体功能亢进，分泌过多的促性腺激素，引起自主神经功能紊乱，从而出现一系列程度不同的症状，如面色潮红、心悸、失眠、乏力、注意力难以集中等。面对更年期综合征的难题，首先女性要懂得更好地保护自己，放松心情，减缓压力，学会提高自我调节能力和控制能力。

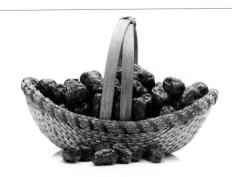

典型案例分析及验方分享

我周围有很多已经进入更年期的女性，她们偶尔会聚在一起聊天，感慨自己进入了更年期后，青春不在。我的一个同事，正处在更年期，没事儿就喜欢找我聊聊，说说更年期的事情，身体有哪些变化，让我给她参谋参谋。这些天她老是无精打采的，上班也没有精神，我便问她怎么了。她说："我最近很健忘，明明手里拿着钥匙，还在满屋子里找，前一刻想起来的事情转头就忘，还老心慌、失眠，气色也不好，真正成了黄脸婆。你有没有好点的方子，给我也补补呗？"

同事平时很注重生活品质和保养，生活作息也很规律，五十多岁的人看起来也就四十多，难怪她对更年期难以接受。我笑着说："你不必太紧张，更年期是每个女人都要经历的，你的这些症状，治疗上应以养心安神为主，其他药就不用多吃了，平时多喝点红枣银耳羹，对你这种状况很有帮助。"

红枣银耳羹的做法为：取红枣 60 克，银耳 20 克，白砂糖适量。将红枣洗净去核，银耳用温水泡发，去杂质后洗净，撕成小片备用。在砂锅中加入适量水，放入红枣，大火烧沸，改用小火煮 10 分钟，加入银耳片，再煮 15 分钟，调入白砂糖即成，每天喝一碗。"

红枣又名大枣，自古以来就被列为"五果"（栗、桃、李、杏、枣）之一，富含蛋白质、脂肪、糖类、胡萝卜素、B 族维生素、维生素 C、维生素 P 以及钙、磷、铁和环磷酸腺苷等营养成分。其中维生素 C 的含量在果品中名列前茅，有"维生素之王"的美称，具有补血养颜、治疗失眠之功效。据《本草纲目》中记载，枣味甘、性温，能补中益气、养血生津，用于治疗脾胃虚弱、食少便溏、气血亏虚等疾病。常吃大枣可以治疗身体虚弱、神经衰弱、脾胃不和、消化不良、劳伤咳嗽、贫血消瘦，且其养肝防癌功能尤为突出，有"日食三颗枣，百岁不显老"之说。银耳则滋阴润肺，多吃对皮肤非常有好处。红枣银耳羹可谓是更年期女性的滋补佳品。

同事回去之后按我的方子天天调养，最近发现她的脸色越来越好，整个人也显得年轻许多，周围一群女同事都问她吃了什么"灵丹妙药"。她心情好了做事情也有劲了，还说自己最近准备去报个瑜伽班，好好锻炼一下，让自己由内而外脱胎换骨。

对于更年期的女性来说，在日常生活中均衡地摄取各种营养元素及含天然植物雌激素的豆类蛋白，减少动物性脂肪的摄入，多吃蔬菜、水果及补充适量的维生素，适度的运动以维持理想的体重，保证充足的睡眠和规律的生活，减少情绪上的不安和心理压力，避免烟酒等物质的刺激，都可以使皮肤的新陈代谢维持在良好的状态。

另外，更年期卵巢功能急剧减退，特别容易患子宫肌瘤、卵巢肿瘤、子宫颈癌等胞宫疾病。因此，更年期的女性朋友还应注意子宫和卵巢的保养。

对症食疗方

　　对于更年期综合征的患者，其食疗一定要重视。大豆食品因其含有丰富的植物雌激素，能很有效地延迟女性更年期的到来。所以多吃大豆食品，可延迟女性更年期，减少或减轻更年期症状，而且豆制品还有丰富的钙、磷、铁等成分和维生素 B_1、维生素 B_2 及胡萝卜素等，是防治动脉硬化、冠心病的理想食品，同时还能保证优质蛋白质的供应。

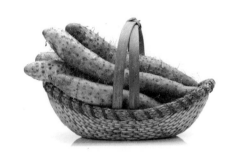

生地山药汤

材料
生地5克，山药100克，姜片少许。

调料
盐、鸡精各2克，料酒5毫升，食用油适量。

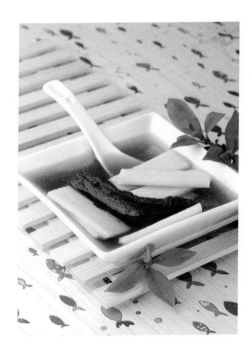

做法

1 将洗好去皮的山药切成片，备用。
2 用油起锅，放入姜片，淋入料酒，放入适量清水。
3 放入备好的生地、山药，煮至沸，煮约2分钟至食材熟透。
4 加入盐、鸡精，拌匀调味。
5 关火，盛出煮好的汤料，装入碗中即可。

取穴推拿

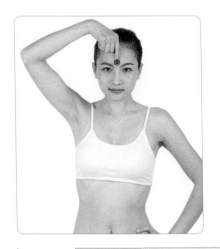

印堂

印堂穴位于额部，两眉头的正中处，主治头痛、头晕、三叉神经痛、失眠。将示指、中指并拢，用两指指腹揉按印堂穴2～3分钟，长期按摩，可治疗头痛、头晕、三叉神经痛等病症。

风池

风池穴位于项部，当枕骨之下，与风府穴平齐，胸锁乳突肌与斜方肌上端之间的凹陷处。每次用拇指指腹揉按风池穴3～5分钟，长期按摩，可改善头痛、眩晕等病症。

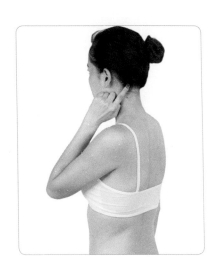

预防措施

1 更年期女性应创造丰富多彩的生活，把自己的生活安排得有节奏，适当增加业余爱好，增加生活的情趣。

2 在生活上有规律地安排起居生活，维持神经系统的稳定性。

3 提前认识本病，做好心理准备，正确认识本病的发病原因及其转归，了解其临床表现。

4 处理好家庭、社会关系，家庭和睦是全家人的幸福，也是预防本病的重要因素。

5 坚持适当的体育锻炼，注意合理的饮食和营养。

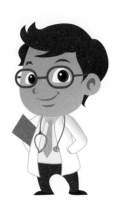

小病不求医

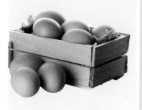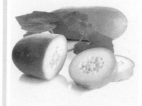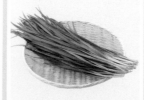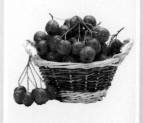

第五章

儿科特效方，爸妈不张皇

儿科疾病具有变化快、转变迅速的特点，所以要积极治疗。父母们须掌握一些生活的小技巧，以帮助宝宝预防疾病，并对一些常见病进行自我调理，这样不仅可以解除宝宝的病痛，还能提高宝宝身体的抵抗力。

01|小儿感冒发热

中国是人口大国，在国家倡导的"计划生育"政策下，很多家庭都只有一个孩子，所以把孩子视若珍宝，只要孩子患上个伤风感冒，都会把这些家长折腾得够呛。现在随着二孩政策的放开，全国出现了一个生育小高峰，但是伴随着儿科医生的紧缺，家长们普遍感到去医院排队的时间越来越长。

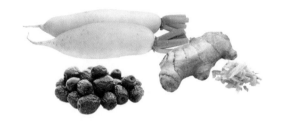

典型案例分析及验方分享

我朋友的孩子小雨今年 3 岁，长得虎头虎脑的，非常聪明活泼可爱。前天刚下过一场大雨，酷热的天气很快就凉了下来，早上的气温更是下降不少。同事打电话过来说小雨今天早上醒来就有点不对劲，摸了摸孩子的头，发现有点发热，但是背上没汗，小雨还裹着被子说冷。没等她反应过来，小雨就又是打喷嚏又是流鼻涕的，她觉得孩子可能是感冒了，但是又不清楚孩子是什么状况，于是先打电话咨询一下。我说："你最好还是带孩子来医院，孩子的病情变化很快，不要错过最佳治疗时间。"她很快就带着孩子来医院了。我看了看小雨，进行了相关常规检查，发现小雨浑身发热，流鼻涕，有轻微的咳嗽，咽部红肿。小家伙病恹恹地缩在她妈妈的怀里，时不时抽一下鼻子，可怜巴巴地看着我。我说："小雨确实是感冒，可能是昨天晚上着凉了。"

秋冬季正是小儿感冒的高发季节，多为感受风寒引起。而且小儿感冒发病比较急，症状显现比较快。这些症状在小雨身上也都有表现，而且这几天连续降温，天气变化大，很多家长还没反应过来，小孩子就感冒了。因为小孩子的抵抗力比成年人差，很容易受到外界环境的影响而患病，尤其是风、寒、暑、湿这些外感时邪。我适当地安抚了一下同事的情绪，让她不用太担心，小雨是感冒初期，吃一些辛温解表的药就会没事的。

小雨一听要给他开药，顿时小脸就皱成了包子，哭着闹着说不想吃。同事也是一脸的无奈，因为小雨非常讨厌吃药，尤其是苦味的药更是闻到味道都哭。可是现在也还不到给孩子吊水的时候，难道就这样由着他不用药吗？看着同事纠结的眼神，我想了想说道："不吃药也没关系，其实药食同源，用食疗方法也是可以的，我告诉你一道萝卜姜枣汤，做给孩子服用吧。

萝卜姜枣汤的具体做法：取几个白萝卜和一些生姜与大枣，洗净，萝卜、姜切成薄片，每次差不多取白萝卜 5 片，姜片 3 片，红枣 2 个，一同放在砂锅中煮 20 分钟，煮好后去渣留汤。然后加入蜂蜜，再煮沸就可以了。每天喝 2 次，连喝三天，无论是小孩还是大人，都可以用此方防治感冒。"

这道汤在味道上比起中药汤剂确实要好喝得多。中医认为，白萝卜味辛、甘，性凉，归肺、胃经，具有宣肺散寒、清热生津、凉血止血、宽中下气、消食化滞的功效。而生姜温中散寒、发汗解表，是祛除风寒的常备良药，适用于外感风寒、头痛、咳嗽等症。大枣能补脾益气、调和营卫、缓解药性，对风邪入侵的病体有补益效果。几味药搭配使用，对小儿感冒有很好的疗效。

几天后，病情好转的小雨由奶奶带着过来找我同事。现在的小雨恢复到了之前的活泼状态，身体也不发热了，打喷嚏和流鼻涕的情况也有了很大的改善，整个人明显精神多了。孩子的奶奶连连向我道谢，说小雨从小就不喜欢吃药，不管是中药还是西药都很排斥，生病时不知要操多少心，现在可算是好了，以后可以边吃饭边治病了。

对症食疗方

　　小儿因其生理、病理特点容易引起伤风感冒，因此家长一旦发现，均急着上医院。其实吃药可以缓解一时的症状，但吃药有一定的副作用，有时对小儿的伤害却是隐形的，而且喂孩子吃药也是个难题，所以小儿伤风感冒时可以先试着用一些简单的食疗方法自行调理，如果病情未得到缓解再求医吃药也不迟。

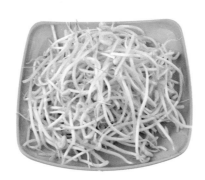

葱白炒豆芽

材料
黄豆芽30克，红彩椒、黄彩椒各20克，葱白适量。

调料
盐、鸡精各1克，水淀粉5毫升，食用油适量。

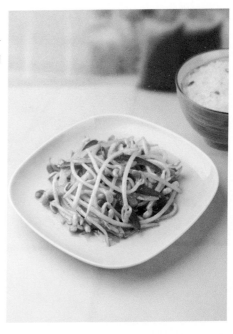

做法

1　洗净的黄豆芽切去根部，洗好的彩椒切丝。

2　用油起锅，倒入葱白，爆香，放入切好的黄豆芽，翻炒均匀。

3　倒入切好的彩椒，翻炒1分钟至食材熟软。

4　加入盐、鸡精，炒匀调味。

5　加入水淀粉，炒匀至收汁。

6　关火，盛出菜肴，装盘即可。

取穴推拿

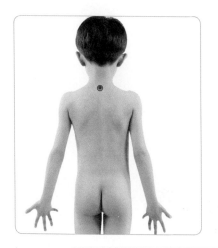

大椎

大椎穴位于人体的颈部下端，第7颈椎棘突下凹陷处。正坐或者俯卧，施术者将右手置于小儿肩部，虎口紧邻其右侧颈部，四指朝前，拇指指腹或指尖垂直按揉其颈部下端第7颈椎棘突下凹陷处大椎穴，每次揉按2分钟。

风门

风门穴位于人体的背部，当第2胸椎棘突下，旁开1.5寸处。正坐或俯卧，施术者示指和中指并拢，其他手指自然弯曲，将中指的指腹放置在其大椎下第2个凹陷的中心，即示指指尖所在的位置就是风门穴；用拇指或中指指腹揉按患者风门穴，每次揉按2分钟。

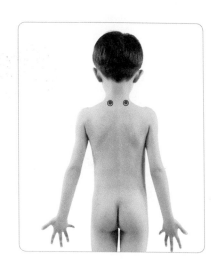

预防措施

1 加强锻炼，多进行户外活动，提高免疫力。必要时在医生指导下使用一些提高免疫力的药物。

2 气候转变时应及时增减衣服，防止过冷或过热。

3 流行期间少带小儿去拥挤的公共场所，减少疾病感染的机会。

4 房间须经常开窗，流通新鲜空气。衣着要凉爽透气，切忌采用捂被子发汗。

5 及时接受预防注射，减少传染病的发生。

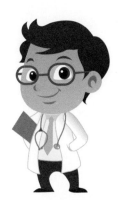

02 | 小儿遗尿

　　小儿遗尿，是指幼儿在睡眠时不自主的排尿行为，又称尿床。在2岁左右部分儿童在夜晚无法控制而尿床是正常的。如果孩子已经满3周岁，仍然时常尿床，则可以判定为"遗尿症"，需要进行一定的治疗。引起遗尿的原因有很多，但是绝大多数儿童遗尿的出现与疾病无关，或是由心理因素及其他各种因素造成的，所以，小儿遗尿大多数是可以预防和治疗的。

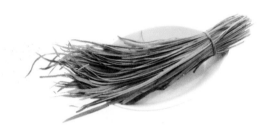

典型案例分析及验方分享

　　琪琪今年6岁，长得非常漂亮可爱，乖巧听话，平时一副小大人模样，很受长辈和周围小朋友们的喜欢。但是琪琪有个小毛病，就是晚上老是会尿床，刚开始琪琪的父母也并没有发觉有什么异常，因为他们觉得小孩子哪有不尿床的。但是等到琪琪4岁了，依然有尿床的毛病，而同龄的小孩子早就不尿床了，琪琪的父母这才着急起来。他们带着琪琪去医院看医生，医生说琪琪这是"遗尿症"，主要是肾气不足导致的。但是现在孩子正在长身体，冒然用补药的话很容易拔苗助长，因此医生还是劝他们从心理上多引导琪琪，让她潜意识认为尿床是不对的，这样她就会形成一定的条件反射，等到孩子长大点就会没事了。

　　琪琪的父母认同医生的方法，认为孩子现在还小，况且身体也没出现什么不舒服，万万不可随便吃补药，所以就带琪琪回去了。现在琪琪长到了6岁，尿床的毛病比之前要好很多，但是还是偶尔会出现一次，况且随着孩子长大懂事，自尊心也强了，每次出现尿床情绪就很低落。

有一次琪琪的妈妈和我说起这件事，问我有没有什么靠谱的医生介绍她去看一下。我说："小孩子的遗尿症只要不是病理性的，都是比较好治的。琪琪这是肾气虚，小孩子没有实证，就算是要补，也只能从饮食上慢慢来调理。"琪琪的妈妈忙说："对呀，我们也是这么想的，但是适合孩子吃的，并有补益效果的食物我不知道有哪些啊，要不你给我说说？"。"给琪琪推荐一个食疗方吧。韭菜籽饼，其具体做法：取韭菜籽15克，面粉适量。将韭菜籽研成细粉，和面粉做饼，蒸熟，每天服2次，5天为一个疗程。本方适用于肾气不足的小儿遗尿。"

过了2周，琪琪的妈妈带琪琪过来看我。小姑娘说她很喜欢吃妈妈做的韭菜籽饼。现在琪琪的尿床毛病渐渐好了，人也不自卑了，还被老师选去参加市级的舞蹈比赛，训练得可认真了。看到琪琪活泼的样子，我还告诉她妈妈，除了药物治疗之外，还应该逐渐纠正琪琪的害羞、焦虑、恐惧及畏缩的心理及行为，照顾孩子的自尊心，多鼓励劝慰，少打骂侮辱。从心理上引导孩子克服自卑的情绪，才是正确的针对性地治疗。

讲到小儿遗尿，另外一个患儿娜娜的情况和琪琪有点不同。娜娜除了晚上尿床之外，还经常感冒、精神疲倦、四肢无力、食欲不振、大便溏薄。娜娜是由于肺脾气虚。肺气不足而膀胱不摄，即上虚不能制下，导致夜尿。脾气虚则生化乏源，气血不足则卫外不固，故见虚弱诸证。我当时给娜娜推荐的是莲子粉粥，其具体做法：取莲子粉20克，粳米100克。将粳米与莲子粉同放入砂锅内，加水适量，置武火上煮沸，再用文火熬至成粥。每天一次，宜常食。中医认为，莲子味甘、涩，性平，归脾、肾、心经，能固精止带、补脾止泻、益肾养心，对小儿遗尿有很好的疗效。

对症食疗方

　　小儿遗尿多因"虚"证，宜食温补脾肾和健脾补肺的食品，如糯米、山药、莲肉、韭菜、黑芝麻、桂圆、乌药、荔枝、薏米、猪肺、银耳等。除此之外，小孩子还需要注意饮食健康。如过量的牛奶、巧克力、橘子在小儿体内可能产生变态反应，使膀胱膨胀，容量减少，并能促使膀胱平滑肌变得粗糙，产生痉挛。

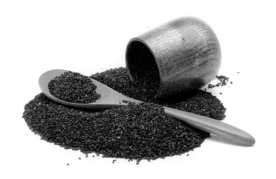

扁豆白果粥

材　料
大米 200 克，白果 15克，扁豆 30 克，葱花少许。

调　料
盐、鸡精各 1 克。

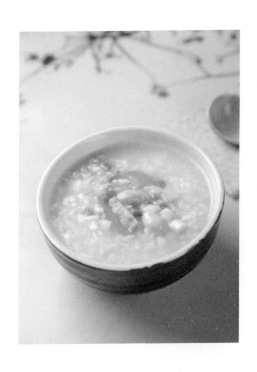

做　法

1　扁豆洗净，去除老筋，备用。

2　砂锅中注入适量的清水，倒入洗好的大米，拌匀。

3　盖上盖，用大火煮开后转小火续煮 40 分钟至大米熟软。

4　揭盖，倒入备好的扁豆、白果，拌匀。盖上盖，转小火煮 10 分钟至食材熟透。

5　揭盖，加入盐、鸡精，拌匀，调味，关火，盛出煮好的粥，装入碗中。

6　撒上葱花即可。

取穴推拿

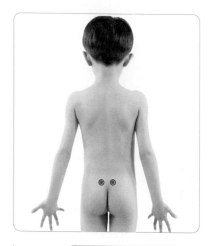

膀胱俞

膀胱俞穴位于人体背后正中线旁开示指、中指两指横宽，即 1.5 寸，平第 2 骶后孔的位置。俯卧位，施术者用拇指指腹或手掌鱼际推拿腰部以下的膀胱俞穴，每次推拿 2 分钟。

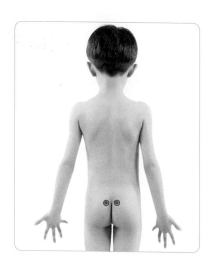

白环俞

白环俞穴位于人体背后正中线旁开示指、中指两指横宽，即 1.5 寸，平第 4 骶后孔的位置。俯卧位，施术者用拇指指腹或手掌鱼际推拿腰部以下的白环俞穴，每次推拿 2 分钟。

预防措施

1 应帮助孩子养成按时睡觉的习惯，睡前家长不可逗孩子，不可让孩子剧烈活动，以免使孩子过度兴奋。

2 注重孩子的大小便训练，训练时间最好是在孩子满 1 岁半以后。

3 晚餐后应少吃甜食和高蛋白饮料，晚饭后尽量少喝水和饮料、牛奶等，可吃少量水果。

4 有条件的家庭，应尽可能在临睡之前给孩子洗澡，使其能舒适入睡，这样可减少尿床。

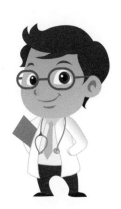

03 | 小儿湿疹

小儿湿疹，中医称之为奶癣，又名胎敛疮，多为体质过敏，为风湿所袭，搏于气血而发，是一种过敏性皮肤病。主要原因是对食入物、吸入物或接触物不耐受或过敏。患有湿疹的孩子起初皮肤发红出现皮疹，继之皮肤发糙、脱屑，抚摩孩子的皮肤如同触摸在砂纸上一样。遇热、遇湿都可使湿疹表现显著。常发于婴幼儿的面部，湿疹分干型和湿型二型。

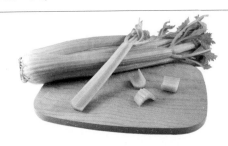

典型案例分析及验方分享

邻居家去年娶了儿媳妇，今年刚抱上孙子。前些天，老人家和儿子一家三口一起来到我家，原来是孩子出了疹子，想让我看看到底是什么原因。

我接过孩子一看，小孩子圆嘟嘟的小脸蛋上皮肤发红，已经零星出现粟米样的疹子，有的被孩子挠破，带起一小片皮屑，并且逐渐有向周围蔓延的趋势。我翻开襁褓，发现孩子的背上、屁股上、脖子上都长着这些大大小小的疹子，而孩子正左右挣扎哭闹不休，哭得嗓子都要哑了。

孩子的妈妈在旁边心疼地说："宝宝身上长了好多疹子，一个个像黄豆那样大，应该是非常痒，孩子动不动就去抓，越抓越痒，越抓越多。抓了以后很红很硬。很多时候感觉他都好了的，不曾想没有几天又长出来了。用了好多药（外用药），这都一个星期了也没见好。小家伙每天晚上哭闹不停，只能抱着睡，还不让人坐，您说这到底是怎么回事啊？"

孩子的爸爸则是一言不发地盯着看我做什么。看见孩子的襁褓很厚，还穿了好几件衣服，身上温度也很高，孩子一张小脸不知道是哭的还是捂的，红彤彤的。我说："孩子这是湿疹，不是什么大病，小孩子一般都会遇到，你们最好是去医院开点药膏擦一下，这样好得快。"孩子的妈妈接着说："都擦了好几支药膏了，总是断不了根，不是这里消了就是那里又长起来了，实在是不敢给他擦药了。"我说："湿疹是会反复发作的，而且如果不处理皮炎的话，更加容易反复感染，还会损伤孩子的皮肤。"

如果小孩儿长了湿疹，家长应该更加注意孩子的皮肤清洁问题，随时保持孩子皮肤的洁净干爽。给宝宝洗澡的时候，要特别注意清洁皮肤褶皱，最好不要用沐浴露，用普通的肥皂就可以，还要冲洗干净。若是头上结痂，在洗澡的时候可以先涂上一层橄榄油，等过一会儿再洗。对于皮肤比较敏感的宝宝，要随时注意外界环境和温度的变化，避免皮肤暴露在冷风或者强烈日光下。在宝宝流汗之后，应及时为他擦干汗水。天冷干燥时，应替宝宝擦上防过敏的非油性润肤霜。

我说："药膏还是要擦的，这里给你们介绍两个方子，回去熬成水给宝宝洗澡就行了。另外，宝宝最好是不要穿得太多，小孩自己本身会适应气温，家长只需注意不要让孩子忽冷忽热就行。"

第一个方子是用金银花水洗脸。取金银花 15 克，放入砂锅熬成汤水，每天给宝宝搽身，经常用这种方法洗脸还可以预防面部湿疹。第二个方子，取土茯苓适量，研为细末，外敷患处，每天 3 ~ 4 次，一般用药 1 天后渗液减少，3 天后见痂皮，1 周后可痊愈。土茯苓性味甘、淡、平，归肝、胃、脾经，功效解毒、除湿、利关节。

过了一周，邻居抱着孩子过来道谢，说现在小孩子身上的疹子已经退了，晚上睡觉也安静了。他们给孩子减了衣服之后，孩子反而精神好多了，也不像之前那样动不动就哭闹不休。小家伙现在胃口也好了，晚上睡得好，现在都长胖了。

对症食疗方

　　湿疹多表现为密集的、粟粒大的小丘疹、丘疱疹或小水疱，基底潮红，瘙痒、抓破后有液渗出。饮食上应禁酒，忌辛辣、鱼腥、异种蛋白，如辣椒、鱼、虾、螃蟹、牛奶、鸡蛋、羊肉等。多吃芹菜、卷心菜、冬瓜、萝卜、白菜、薏米、山药、莲子、苹果、香蕉等。

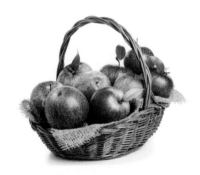

白茅根冬瓜汤

材料
冬瓜 400 克，白茅根
15 克。

调料
白糖 20 克。

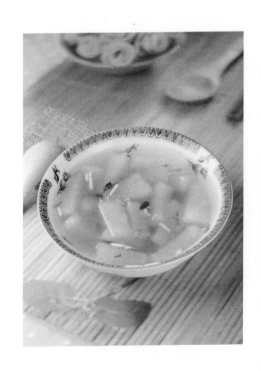

做法

1　冬瓜洗净去皮、去瓤后切片，改切成小条，备用。

2　砂锅中注入适量的清水，烧开，放入洗好的白茅根，倒入冬瓜条，拌匀。

3　盖上盖，烧开后用小火煮约 20 分钟。

4　揭盖，加入适量的白糖，拌匀，煮至溶化。

5　关火，盛出煮好的食品，装入碗中即可。

取穴推拿

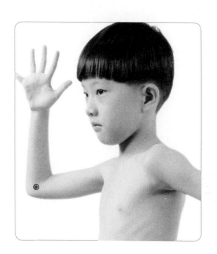

曲池

曲池穴位于肘横纹外侧端，当尺泽与肱骨外上髁连线中点。用拇指指腹揉按曲池穴，每次揉按 3 分钟，以皮肤发红为度。

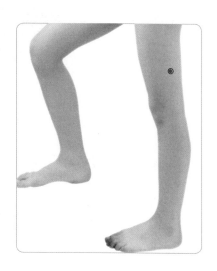

风市

风市穴位于大腿外侧部的中线上，当腘横纹上 7 寸处，用拇指指腹揉按风市穴，每次揉按 3 分钟，以皮肤发红为度。

预防措施

1. 平时应让小儿穿宽松软大的棉织品或细软材质的内衣，不要穿化纤织物，内、外衣均忌羊毛织物，以及绒线衣衫。
2. 避免有刺激性的物质接触小儿皮肤，不要用碱性肥皂洗患处，也不要用过烫的水洗患处。
3. 尽量少用肥皂，忌用碱性大的肥皂。除用适宜于婴儿擦脸的油外，不用任何化妆品。
4. 不穿化纤质地、羊毛衣服，以柔软浅色的棉布衣裤为宜，衣着要宽松，不要穿盖过多。

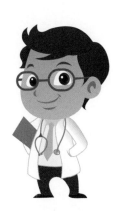

04 | 小儿厌食

小儿厌食症是指以小儿（主要是 3～6 岁幼儿）较长期的食欲减退或食欲消失、食量减少为主的一种症状，是现今小儿常见的病症。严重者可导致营养不良、贫血、佝偻病以及免疫力低下，出现反复呼吸道感染，对儿童生长发育、营养状态和智力发展等有不同程度的影响。

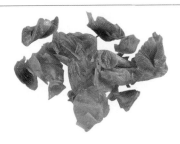

典型案例分析及验方分享

陈先生的女儿今年两岁半。据陈先生介绍，孩子近 4 个月来不爱吃饭，每餐就喝点稀粥，多吃一两口就吐，原本白白胖胖的小姑娘现在瘦得让人心疼。期间他带着孩子四处治疗，仍然不见好转，经朋友介绍，才过来找我。

我仔细观察小姑娘。这孩子体型消瘦，面色发白，容易哭闹，身上多汗，喉中痰多，舌质红，苔白厚，指纹淡紫。根据这些症状，可以诊断为小儿厌食症，属于脾胃虚弱、脾失健运、胃失和降之证。我给陈先生推荐了一道南瓜粥，让他给孩子食用。

南瓜粥的具体做法：取大米 100 克，南瓜 250 克，红糖适量。将大米淘净，加水煮至七八成熟时，滤起；南瓜去皮瓤，洗净切块，加油、盐炒过后，将大米倒于南瓜上，慢火蒸熟。蒸时加入适量的红糖，可使其味道更好。每天 1 次，连续服用 1 周。

南瓜为黄色食物，它是健脾益胃的佳品。中医认为，南瓜味甘，性温，归脾、胃经，具有补脾益气、化痰排脓的功效；而大米具有补中益气、健脾养胃、除烦止渴等功效。所以南瓜粥能很好地缓解因脾虚引起的小儿厌食。同时，在服粥期间，可以常吃山楂以配合治疗，因为山楂能消食化积、理气散瘀。取山楂肉加开水冲泡食用，可开胃健脾，消食生津。

过了一周，陈先生带着孩子来复诊，看到小朋友脸上血色好了不少，人也活泼好动了。陈先生说，现在孩子胃口比之前好多了，也不爱哭闹了，总算是看到女儿笑了，此时才觉得心里的一块石头落了地。为了巩固疗效，我还开了枣金散，让他做给孩子服用。

枣金散的做法和用法：取炒鸡内金500克，大枣500克，两者共磨细粉末，每次服6～9克，每天2～3次。此方功效为补脾和胃、培补后天、增进食欲、改善体质，主治小儿脾胃虚弱、消化不良或厌食。

其实，治疗小儿厌食症，家长们要有充分的思想准备，这要有一个过程，只要弄清楚孩子厌食的原因，治愈还是很有希望的。这里值得一提的是，引发小儿厌食多由喂养不当引起。家长们应该合理喂养孩子，多掌握一些育儿方面的知识。同时培养孩子好的饮食习惯，吃饭应以"吃饱而不过饱"为原则，定时进食。

除了主食之外，两餐中间加两次点心、水果较为适宜。少吃油炸等燥热、肥厚和生冷的食物，以免增加胃肠的负担，影响食欲。要让孩子保持轻松愉快的进食情绪。倘若一时过饱，可吃点助消化的药，也可以饿一两顿，等孩子饿了，胃肠畅通之后，再恢复正常饮食，这种饥饿疗法往往会收到意想不到的效果。同时还须保证孩子睡眠充足，饭前饭后不做剧烈运动。

家长们还应该重视孩子的户外活动，让他们加强体育锻炼。适当地增加活动量，可使胃肠蠕动加快，消化液分泌旺盛，增强胃肠道消化吸收的功能，进而促进孩子的食欲。如因缺锌引起厌食，可给予口服锌制剂。此外，还可以膳食进补，让孩子多吃动物性食品。

对症食疗方

　　小儿处于不断生长发育中，相对来说，比成人需要更多的营养素供给。如果各种营养素供给不足，不但会影响小儿的正常生长发育，严重时会使生长发育停滞，并影响小儿的正常免疫系统。表现为反复感冒、发热，或反复咳嗽、厌食、不好动，体重不增，个头不长。对小儿厌食除药物治疗外，还可采用食疗的方法。

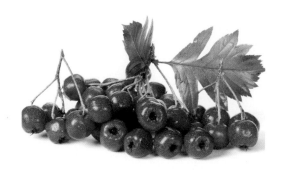

山楂莱菔子粥

材 料
水发大米 120 克，山楂 80 克，莱菔子 7 克。

调 料
盐 2 克。

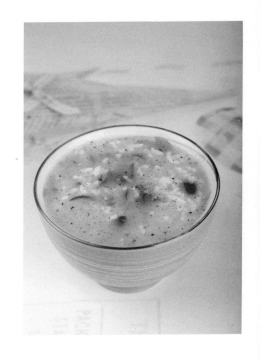

做 法

1 将洗净的山楂去除头尾，去核，切成小块。

2 将洗好的莱菔子放入砂锅翻炒至表皮裂开，盛出，用杵臼研磨呈粉末状，装入碗中备用。

3 砂锅中注入适量的清水，烧开，倒入洗净的大米，搅拌匀，烧开后用小火煮约 30 分钟，至米粒变软。

4 揭盖，放入切好的山楂，拌匀，再撒上备好的莱菔子粉末，快速搅匀。

5 加入少许盐，拌匀调味，转中火续煮一会儿，至食材熟软、入味。关火，盛出煮好的粥，装入碗中即成。

取穴推拿

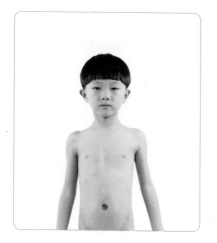

脾俞

脾俞穴位于背部，当第 11 胸椎棘突下，旁开 1.5 寸处。每天用拇指指腹从脾俞穴开始，经胃俞穴往下推至膀胱俞穴揉按 10 次。

神阙

神阙穴位于腹中部，脐中央。采用掌心揉按法，搓热双掌，以神阙穴为中心每次用手掌顺时针揉按 2 ~ 3 分钟。

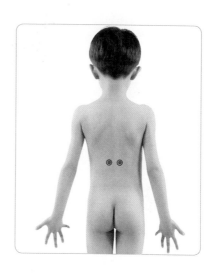

预防措施

1. 从 0 ~ 4 个月以内的婴儿最好采用纯母乳喂养，按顺序合理添加辅食。
2. 培养良好的饮食卫生习惯，定时、按顿进食，家长应注意经常变换饮食的品种、尽量不要千篇一律，要荤素搭配。
3. 应让孩子保持轻松愉快的进食情绪，创造好的吃饭气氛，要使孩子在愉快的心情下摄食。
4. 积极治疗引起厌食症的根源，如果是因某个疾病引起的厌食，原发病治愈后，食欲自然会增加。

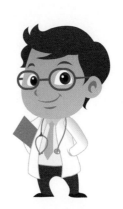

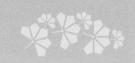

05 | 小儿腹泻

小儿腹泻，也称小儿泄泻，是以大便次数增多，便质稀薄或如水样为特征的一种小儿常见病。常伴有发热、呕吐、腹痛等症状及不同程度的水、电解质紊乱。该病一年四季均可发生，以夏秋季节发病率高。不同季节的泄泻，其他征候表现也有所不同。可由病毒、细菌、寄生虫、真菌等引起。

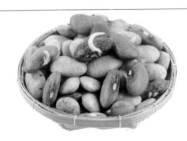

典型案例分析及验方分享

妙妙今年2岁，是个乖巧安静的宝宝，因为爸爸妈妈都在医院工作，平时没有时间照顾她，只好托付给爷爷、奶奶照顾。前几天妙妙的奶奶发现妙妙有腹泻的症状，而且时时哭闹，就带着妙妙来找我。

据孩子的奶奶介绍，妙妙在8天前受凉后开始腹泻，起初是稀便，后来越来越严重，拉出来的粪便很臭，夹带泡沫，而且每天拉十多次。看着孩子难受，奶奶很着急。我观察妙妙：孩子肠鸣辘辘，腹部胀满，神情委顿乏力，脉若无力。我推荐了止泻敷脐散，先把腹泻给止住。

敷脐散的具体做法及使用方法：取吴茱萸、炒苍术各60克，公丁香15克，白胡椒、木香各6克。将上述中药焙干研粉，混合均匀，装瓶密封备用。每次取药粉3克，用热稠米汤或米醋调匀，将调好的药糊温敷于脐部，外加塑料薄膜隔湿，纱布覆盖，胶布固定。每24小时换药一次，连用3天。主要适用于腹泻无发热，或仅仅有低热，偏于虚寒者，包括风寒泄泻、寒湿泄泻、脾虚泄泻、脾肾阳虚泄泻等。

由于婴幼儿脏腑娇嫩，生理功能尚未完善，寒暖不能自调，乳食不能自节，一旦遇风寒外袭，脾失健运，所以易发腹泻。止泻敷脐散中的吴茱萸、白胡椒、丁香具有温中祛寒、理气将逆的功效。而木香行肠胃之气，健运胃气，使清升浊降。苍术健脾燥湿强胃。诸药合用，使中焦得温，气机升降正常，脾胃健运，泄泻自止。

同时我还给妙妙奶奶推荐了一个食疗方：扁豆干姜萝卜籽汤。具体做法：扁豆10克，干姜3克，萝卜籽6克，加水适量，煎汤。煎成后加红糖少许，再煎3分钟，取汁分数次饮用。

3天后，妙妙奶奶带着孩子来复诊，说其实当天晚上给孩子敷了肚脐后，腹泻次数就明显减少了，第二天腹泻就止住了。同时配合萝卜籽汤喝，这几日，孩子已经明显好多了，但还是觉得复诊让医生看一下才放心。

其实，任何疾病都是防大于治。对于小儿腹泻，家长们还应该合理喂养，注意卫生管理，食品应新鲜、清洁，不要让孩子吃变质的食品，更不要暴饮暴食。饭前便后要勤洗手，应注意餐具的卫生，培养良好的卫生习惯。同时须加强户外活动。

流行病高发季节应该注意消毒隔离，注意气候变化，防止感染外邪，避免小儿腹部着凉。若小儿腹泻是感染性腹泻应该注意隔离，防止交叉感染。注意大小便的情况变化，并及时准确地记录。注意臀部护理，防止尿布疹和臀部感染。

这里需要一提的是，如果小儿腹泻的程度比较严重，出现了脱水症状，则需要结合西医方法进行治疗，对于轻度、中度脱水，可用口服补液盐，中度以上脱水或吐泻重、腹胀的患儿则应当静脉补液。

对症食疗方

照顾宝宝，不仅需要足够的耐心，还需要有一定的护理专业知识。健康营养的饮食是治疗小儿腹泻的关键。宝宝比较小，用食疗进行调养，无副作用，且效果较好。一般情况下，引起此疾病的原因多为喂养不当，所以正确的食疗是治疗腹泻的好方法。

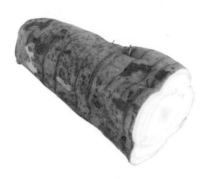

山楂葛粉蛋糊

材 料
山楂 90 克，鸡蛋 50
克，葛根粉 40 克，淮
山 20 克，麦芽 15 克。

调 料
盐少许。

做 法

1 山楂、淮山洗净切好；鸡蛋打入碗中，搅散、调匀，制成蛋液，待用。

2 砂锅中注入适量的清水，烧开后倒入切好的山楂、淮山，撒上洗净的麦芽，用小火煮约15 分钟，至药材析出有效成分。

3 揭盖，捞出锅中的药材，加入少许盐。倒入备好的葛根粉，用中火拌煮至药液呈糊状。

4 倒入调好的蛋液，边倒边搅拌，续煮片刻，至液面浮现蛋花。

5 关火，盛出煮好的蛋糊，装入碗中即成。

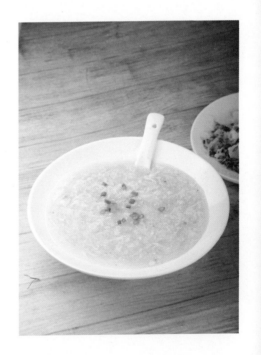

取穴推拿

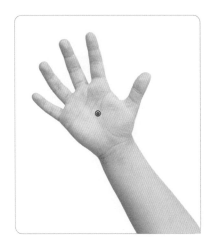

劳宫

　　劳宫穴位于位于手掌第 2、第 3 掌骨之间，屈指握拳时中指指尖所点处。采用拇指揉按法，用拇指指腹以顺时针方向揉按劳宫穴 20 ~ 30 次。

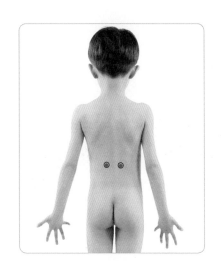

胃俞

　　胃俞穴位于背部，当第 12 胸椎棘突下，旁开 1.5 寸处。采用掌心揉按法，搓热双掌后顺时针揉按脾腧穴、胃俞穴 5 分钟，以透热为度。

预防措施

1 少数婴幼儿对乳制品出现过敏导致腹泻，提倡母乳喂养，尽量避免夏季断奶，适时添加辅助食品，采取逐步过渡方式。

2 培养儿童良好的卫生习惯，饭前便后洗手，注意乳品的保存和奶具、食具、便器、玩具和设备的定期消毒。

3 气候变化时，避免过热或受凉，居室须通风，夏天多喂水。

4 按时添加辅食。小儿生长发育迅速，不论母乳或人工喂养小儿均应按时添加辅食，以满足营养需要。

5 小儿日常生活中应防止过度疲劳、惊吓或精神过度紧张。

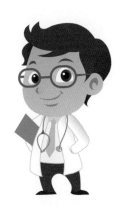

小病不求医

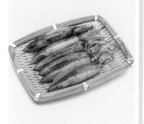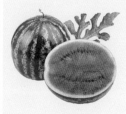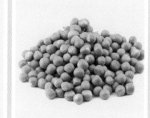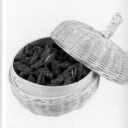

第六章

男科小验方，
男人问题一扫光

男人为了家庭专注于事业往往忽视了健康的隐患，他们对自己身体的种种不良反应及一些疾病的前兆缺乏认识，以致于在遭遇身体不适时，没有引起足够的重视。如果了解一些有效的小验方，就可以避免小病变大病。

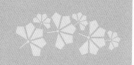

01 | 前列腺炎

前列腺炎是一种男性常见病，50岁以下的成年男性患病率较高。前列腺炎的临床表现多样化，可出现会阴、耻骨上区、腹股沟区、生殖器疼痛不适；尿道症状为排尿时有烧灼感、尿急、尿频、排尿疼痛，可伴有排尿终末血尿或尿道脓性分泌物；急性感染可伴有恶寒、发热、乏力等全身症状。

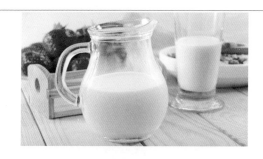

典型案例分析及验方分享

小冰是一个搬家公司的员工，前些天一脸苦闷地来找我，说自己得了很严重的前列腺炎，经过两年的治疗都没有好。在一番追问后，结果情况让人哭笑不得。要怪也只能怪现在各种男科疾病的广告打得太好了，不少人看到相关广告后觉得自己有些症状跟广告中说的稍微有点像，就立马认为自己得了那样的病。小冰就是这样，发现自己阴茎勃起时，尿道口经常流出一些透明的黏液，就认为自己得了前列腺炎，连检查都没有做，就紧张兮兮地跑到诊所去治疗。其实小冰根本就没有得前列腺炎，排尿后和便后有白色分泌物自尿道口流出此症状才是慢性细菌性前列腺炎，而小冰只是在阴茎勃起时流出透明黏液，这多半是受了性刺激的缘故。

当男子受到肉体或者心理的性刺激时，尿道口往往会流出一滴或者几滴清亮的分泌液，这既不是精液，也不是前列腺液，而是人体一种正常的生理反应，流出的多是尿道旁腺分泌物。人体阴茎中分布着一种叫做尿道旁腺的腺体，当性兴奋引起阴茎勃起时，充血的阴茎海绵体就压迫尿道旁腺，使其分泌物流出尿道口，起润滑龟头，为性生活做准备。这个不是什么大事，只需注意卫生，避免长时间性刺激，适当进行身体锻炼即可。

小戴是一个 20 岁刚出头的小伙子，在一所财经类专科大学读书。他自述有尿急、尿频、尿痛的症状一年多，有时排尿还会有灼痛感，排尿后会流出一些白色黏液。经检查，其前列腺分泌物中有大量的炎症细菌，但分段尿细菌培养和其他检查方法均未发现致病菌。

根据小戴的自述症状和实验室检查结果，可以得知，小戴患的是非细菌性前列腺炎。在临床上慢性前列腺炎分为细菌性前列腺炎和非细菌性前列腺炎。前者所占比例很小，后者所占比例达 90% 以上。

根据小戴的情况，我给他开了一副简单的方药：取淡竹叶、木通、灯心草各 10 克，加水煎煮沸 15 分钟，滤除药汁，再加水煎煮 20 分钟，去渣，两煎药液兑匀。分 2 次服下，每天 1 ~ 2 剂。

淡竹叶，味甘、淡，性寒，有清热除烦、利尿的作用，可治因前列腺炎引起的小便赤痛。木通，味苦，性寒，有清热利尿的作用，可缓解慢性前列腺炎引起的尿急、尿痛诸症。现代药理实验证明，其有较好的利尿和止血的功效。

一个月后，小戴前来复诊，尿急、尿痛的症状大有好转。我嘱咐他切不可因为病情好转而停药，慢性病最忌的就是不能坚持用药。这次我推荐一个更为简单的方子让他使用：甘草梢（甘草的细梢）取 5 克，将其剪成小段，用开水冲泡频饮。每天须换药 1 次，久饮能医治前列腺炎、前列腺肿大和疼痛。但高血压患者不宜服，因为它有促使血压升高的副作用。

甘草梢，首载于《珍珠囊》，《医学启源》说它"善去茎中痛"，也就是说它可以缓解阴茎内疼痛；《本草备要》说"淋浊证用之"，也就是说一切原因引起的小便淋沥、秽浊，都可用到甘草梢这味药。

对症食疗方

　　前列腺炎患者饮食应以清淡而又富于营养的食物为主。肉类可吃鸡肉、猪肉、鸭肉、兔肉，可喝牛奶，多吃蔬菜及梨、苹果、西瓜、马蹄、柚果、凉薯等，以保持大便的软溏。如果大便干了，不利于排毒，症状会加重。

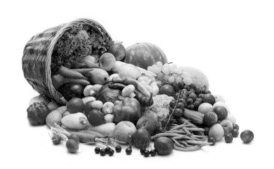

枸杞烧蚕豆

材 料
蚕豆 400 克，枸杞适量，姜片 5 克，葱白 5 克。

调 料
八角 1 个，盐、鸡精各 1 克，食用油适量。

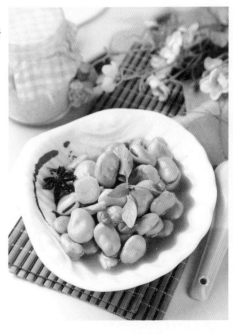

做 法

1 热锅注油，倒入姜片、葱白、八角，稍稍爆香。

2 注入适量的清水，倒入洗净的蚕豆和枸杞。

3 盖上盖，用大火煮开后转小火续煮 30 分钟至食材熟软。

4 揭盖，加入盐、鸡精，拌匀，稍煮片刻至入味收汁。

5 关火，盛出菜肴，装盘即可。

取穴推拿

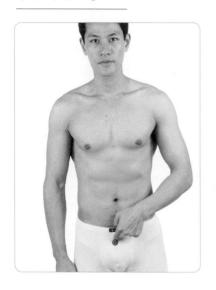

曲骨

曲骨穴位于下腹部，当前正中线上，耻骨联合上缘的中点处，每次用手掌根部按揉曲骨穴 2 ~ 3 分钟。

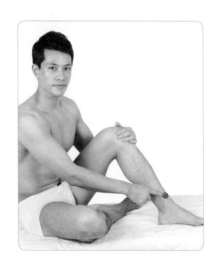

中封

中封穴位于人体足背侧，当足内踝前 1 寸，商丘穴与解溪穴连线之间，胫骨前肌腱的内侧凹陷处。正坐或仰卧，屈膝，以拇指或示指指腹点压该穴，有酸、胀的感觉，每次大约点压 3 分钟。

预防措施

1. 注意多饮水，减轻尿液浓度对前列腺的刺激。
2. 不要憋尿，膀胱一旦充盈有尿意，应立即小便。
3. 节制性生活，性生活要适度，不纵欲也不要禁欲。
4. 生活压力过大会增大前列腺炎的发生，尽量舒缓压力，放松心情，能有效降低前列腺炎的发病率。
5. 男性的阴囊伸缩性大，分泌汗液较多，加之阴部通风差，容易藏污纳垢，局部细菌常会乘虚而入，导致感染，因此应注意清洁卫生。

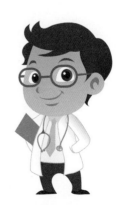

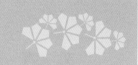

02 | 性欲低下

性欲低下是指持续性的性幻想缺乏和性活动欲望减少。也有称性欲减退。性冷淡与性快感缺乏是两个不同的概念，两者可以同时出现，亦可不同时出现，因此，性冷淡又分两种类型：有性感缺乏、性冷淡综合征和无性感缺乏、性冷淡综合征。

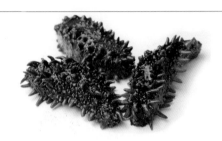

典型案例分析及验方分享

40 岁的陈先生一直在外企工作，长期以来工作压力巨大，现在他对床笫之事的兴趣越来越低，明显感觉到妻子因此非常不满，陈先生便偷偷使用助性药来提高自己的"性"趣，以此挽回自尊。

半年前，有同学从国外带给他几盒性药，使用后感觉的确不错。然而，3 个月后性药用完，问题来了：没了性药，性功能就大不如前，而且，使用之前的那些药物也没什么效果了，惹得妻子更加不满。

像陈先生这样，不问病症，盲目乱用性药的人并不多见。现在，助性药物已经从见不得人的地下大大方方地走向寻常百姓。但一定要在专家的指导下使用，不可乱用。

我给陈先生推荐了一款海参粥以对此病症进行食疗，其做法如下：取海参适量，浸透，剖洗干净后切片，煮烂后与粳米 100 克共煮粥食服。

海参，性微寒，味甘、咸，归肺、肾、大肠经，有补肾益精、养血润燥、止血的作用。海参体内的精氨酸含量很高，号称精氨酸"大富翁"。精氨酸是构成男性精细胞的主要成分，具有改善脑、性腺神经功能的传导作用，能减缓性腺衰老，提高勃起能力。适量食用海参，可起到固本培元、补肾益精的效果。

本病是临床上较常见的疾病，针对该病的复杂病因，临床上绝不能单纯以"补肾"了之，而应尽量准确查明病因。有许多疾病会影响性功能，譬如糖尿病、冠心病、高血压等，有的时候，甚至在原发性疾病症状出现之前，性功能或性欲就已出现一定程度的减退，对健康来说，这种变化也是一个警告信号。

如果出现了性功能或性欲的减退，不能自己急于使用一些壮阳、补肾、促勃起药物，以求达到速成的效果，而是应该首先找专科医生进行相关检查，待有了明确诊断之后，再根据情况决定是否采用药物或者采用何种药物。采取针对性的综合治疗措施，如心理治疗、药物治疗、饮食治疗和性行为疗法等，以调节神经功能紊乱和内分泌平衡失调，恢复正常的性功能。

预防调护方面，应注意改变自己的不良生活方式，调整心理因素，掌握相关的性技巧和性知识。遇到烦恼、忧伤和不顺的事情时应及时放松、调整心态，缓和与消除焦虑不安的情绪；应积极参加体育锻炼和户外活动，调节紧张的脑力劳动或神经体液失常，保持生活规律，劳逸结合，保证充足的睡眠；养成健康的饮食习惯，尽量少应酬，避免酗酒、吸烟，控制饮食，积极减肥；发现有慢性前列腺炎、附睾炎、尿道炎或其他疾病，如内分泌疾病、慢性病，应积极就医治疗。

对症食疗方

性欲低下的治疗以补肾壮阳为主，除可请有经验的医生进行心理治疗和性生活指导外，还可以选用以下食疗方。

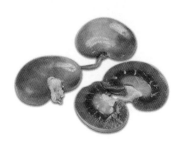

青椒炒羊腰

材 料

青椒30克,红椒30克,羊腰150克,胡萝卜20克，姜片、葱段、蒜末各少许。

调 料

盐、鸡精各2克，料酒4毫升，生抽5毫升，辣椒油、水淀粉、食用油各适量。

做 法

1 胡萝卜、青椒、红椒洗净切开，去籽，切条，斜刀切片；羊腰洗净切开，用剪刀剪去臊筋，再打上花刀，切成片，待用。

2 将羊腰余煮除去血水，捞出沥干，待用。热锅注油烧热，倒入姜片、葱段、蒜末，爆香，倒入胡萝卜片，翻炒匀。

3 加入羊腰，炒匀，倒入青椒、红椒，淋入料酒、生抽，翻炒均匀。

4 加入少许清水，加入盐、鸡精，翻炒调味，倒入水淀粉，翻炒勾芡。淋入少许辣椒油，翻炒均匀即可。

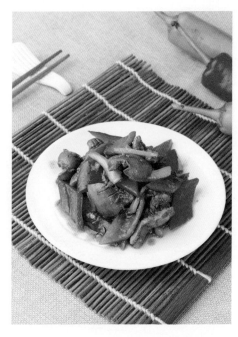

取穴推拿

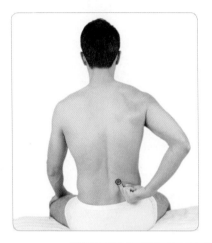

肾俞

肾俞穴位于腰部，当第 2 腰椎棘突下，旁开 1.5 寸处，用拇指按揉肾俞穴100 ~ 200 次，每天坚持。

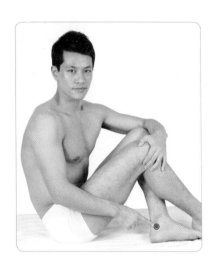

水泉

水泉穴位于人体足内侧，内踝后下方，太溪穴直下 1 寸的凹陷处。正坐或仰卧，屈膝，用拇指或示指指腹点压该穴，每次点压 2 分钟。

预防措施

1 调整生活和工作的时间，留出更多的时间夫妻相处，培养共同的性爱好，调整性生活的规律。

2 了解对方的性欲特点，尊重对方的感情，和谐的夫妻关系对防治性欲低下甚为重要。

3 合理的性生活有益身心健康，情绪易波动的人常会出现性功能障碍。

4 镇静剂、降压剂、可卡因、乙醇等有可抑制人性欲的药物，应注意避免服用。

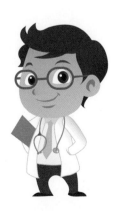

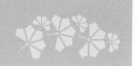

03 | 早泄

早泄，其定义多种多样，它是指性交时间很短即行排精，有的根本不能完成性交。有的阴茎尚未与女性接触，或刚接触女性的外阴或阴道口，或刚插入阴道后不到 2 分钟，便发生射精，排精后阴茎随之疲软，不能维持正常性生活的一种病症。渐进式延时训练法，可以延长性生活时间。严重的早泄易于诊断，偶尔出现一次或数次射精过早不能断定为病态。

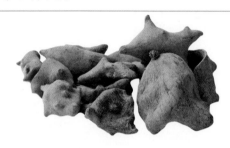

典型案例分析及验方分享

一次，小谢找我看诊，说自己患有早泄，这病症已有一年多的时间了，期间尝试过西药治疗，未收到较好的效果，想去做手术，又担心阴茎背神经远端部分切除术会造成后遗症，影响以后的夫妻生活。他说自己也曾找过中医看病，但大多数医生开的是固精益肾的方子，吃了一个月后也没有收到特别明显的效果。

诚然，治疗早泄、阳痿这类男科疾病，大多数医生都是从肾论治，但是从精的生理而言，藏精的机制在"肾"，而排精的机制在"心肝"。心主神明，统帅一切；肝主枢机，是"机关"要地。况且现代人生活节奏比较快，心理压力大，常常有肝气郁结的症状。在我治疗早泄的案例中不少人都是肝郁气结引起的，因此，乱用补肾药不仅收不到效果，甚至有时会起到反作用。

针对小谢的情况，我给他开了一个疏肝解郁的方子，其实就是在柴胡疏肝散的基础上进行加减。

小谢说自己的脾胃不太好，一吃那种苦苦的中药就会呕吐半天。我想了一下，推荐了一个不错的外敷方给他：取五倍子15克，白芷10克，将上药共研为细末，用醋及水各等份，调成面团状，临睡前敷肚脐（神阙穴），外用纱布盖上，胶布固定，每天1次，连敷3～5天。

神阙穴又叫"脐中"、"气舍"、"下丹田"、"命蒂"，位于腹部肚脐正中，其上为阳，其下为阴。此穴介于阴阳二者之间，其部位特殊，有"生命之根"之称，具有调和阴阳、温通经脉、扶正祛邪、回阳固脱、温补脾肾的功效，其效力"上至泥丸，下至涌泉"，因此能有效治疗阳痿、早泄等性功能障碍。从解剖学角度来看，神阙穴是胚胎发育中腹壁的最终合闭处，其皮下组织较少，皮肤敏感度高、屏障功能差、血液循环好、渗透力强，因此适合进行灸法、外敷法治疗。

五倍子，味酸、涩，中医认为五味属于"酸"和"涩"者，都有收敛、固涩的功效。因而其可治遗精、早泄、腹泻、脱肛等症。而白芷辛香温散，可使五倍子之药用迅速到达人体各个部位。此方收入中国古籍出版社出版的《验方大全》中，用此方治疗早泄患者有39例，经用药2～6天后，均获痊愈。

五倍子用治早泄，确是良药。除了五倍子白芷醋疗方外，还有五倍子熏蒸方：取五倍子25克，用文火水煎煮30分钟，再加入适量温开水，趁热熏蒸龟头，待水温降至40℃左右，可将龟头浸入其中5～10分钟。每晚1次，半个月为1个疗程。治疗期间忌房事。

在生活中，通过行为治疗法，不需要药物和专业的医学知识，就可以轻轻松松收到很好的疗效。早泄是可以治愈的，患者一定要树立起信心，同时还须注意以下几点：①闲余时间一定要多做有氧运动。②保持良好的睡眠。③除了上厕所的时候不要轻易触碰阴茎，亦不要手淫。④须保证良好的卫生清洁习惯，最好是晚上睡觉前对阴部进行清洗。⑤饮食上少吃油腻辛辣的食品，最好是不吃，还应忌烟酒。

对症食疗方

　　早泄患者宜食用动物内脏、含锌元素和含精氨酸等食物，含钙的食物以及富含维生素的食物，例如牛肉、鸡肉、鸡肝、贝类、豆类、蔬菜、海参、墨鱼、蚕蛹、紫菜等。很多食物对治疗早泄都有很好的疗效。

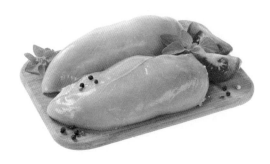

芡实莲子粥

材 料
水发大米 120 克，水发莲子 75 克，水发芡实 90 克。

调 料
白糖适量。

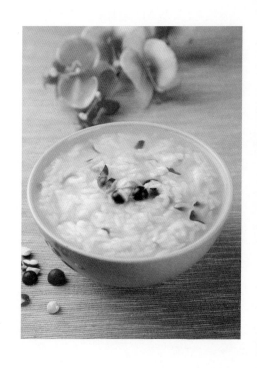

做 法

1　砂锅中注入清水烧开，倒入备好的芡实、莲子，搅拌一会儿。

2　盖上盖，烧开后用中火煮约 10 分钟至食材熟软。

3　揭盖，倒入洗净的大米，搅拌片刻。

4　盖上盖，用中火煮约 30 分钟至食材完全熟软。

5　揭盖，加入白糖，连续搅拌片刻。

6　将煮好的粥盛出，装入碗中即可。

取穴推拿

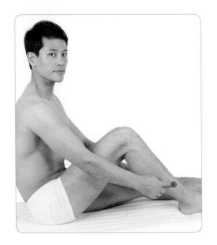

阳辅

阳辅穴位于小腿外侧，当外踝尖上4寸，腓骨前缘稍前方处，用拇指指腹揉按阳辅穴3～5分钟。

关元

关元穴位于下腹部，前正中线上，当脐中下3寸处。用手掌根部推揉关元穴2～3分钟。

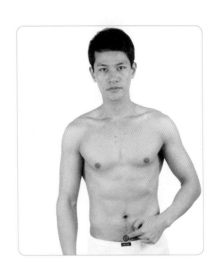

预防措施

1 如男性在性生活中出现了一两次的早泄状况，不要过于担心，放松心情，避免心理因素导致早泄的发生。

2 正确的认识性生活，了解性生活的方法和过程，不要过度节制，也不要频繁进行性生活。

3 在生活中应与性伴侣多进行沟通，消除过于紧张、焦虑的情绪，避免早泄的发生。

4 在生活中应多注意饮食，尽量避免辛辣刺激性的食物，多吃新鲜的蔬菜、水果。

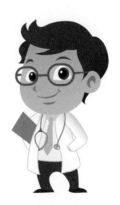

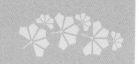

04 | 无精症

精液离心后取沉渣镜检，3 次均未发现精子，可确诊为无精症，尚需进一步明确病因。体检时，注意第二性征的发育情况及外生殖器发育情况，若睾丸容积小于 10 毫升，质地异常柔软，常提示睾丸功能差，触诊应注意附睾、输精管有无畸形、有无结节等。作为最难治的不育症之一，无精症曾给患者带来深重痛苦，也给医生带来无数困扰。

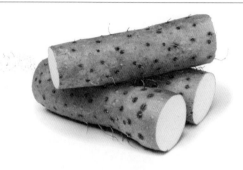

典型案例分析及验方分享

柳先生，33 岁，结婚已经 8 年，未育。求医多方无效，检查始终未见精子，他几乎已失去信心。由朋友介绍到我院求医，先行查双侧睾丸大小约 2.5 厘米 ×2.5 厘米，较正常为小，质软。压之有不适之感，附睾大小正常。

后行睾丸活检，报告：睾丸曲细精管发育尚可，可见少量精原细胞及大量未成熟精原细胞。随后做血液 5 项激素检测，结果：催乳素 26.78 纳克／毫升，促卵泡生成激素 31.7 米尤／毫升，促黄体生成素 34.16 米尤／毫升，雌二醇 56 皮克／毫升，睾酮 377 纳克／分升。

询问患者得知其平时性功能较差，有早泄、腰酸腿软、精液量少、神疲乏力等现象，还有活动量增大就容易出汗、心慌气短等。其舌象：舌淡苔薄；其脉象：脉细而弱。

于是我断定，柳先生患的是无精症，证属肾虚精亏，阴阳并损。治疗宜补肾填精，阴阳双补，调和五脏。

处方如下：取熟地、山药各 30 克，覆盆子、枸杞子、菟丝子各 15 克，枣皮 10 克，泽泻 12 克。水煎服，每天 1 剂，分早晚 2 次服用，连服 3 个月。

此方有很好的益肾生精作用，适合精液异常、肾虚精亏者服用。方中除了泽泻，均为补益类药物，可调补阴阳，助肾生精。方中泽泻淡渗利水，分消三焦之邪水，可谓"补中有泻"，有温有凉，符合肾脏的生理病理特点，可邪去正安，使阴阳协调。

3 个月后，柳先生再来复诊时，出汗、腰酸之症已愈，早泄、心慌气短等症状好转。精液化验：精液量为 5 毫升，乳白色，精子密度 600 万 / 毫升，活动力为 3 级。我嘱咐他按原方继续服 1 个月。1 个月后，柳先生诸症已愈，体健安康，神爽有力。精子数目上升为 3100 万 / 毫升，成活率为 75%，活力良好，精液半小时液化。我再次嘱咐，把上面的方子改汤剂为丸剂，巩固治疗 1 个月，即可。半年后，患者携妻子过来道谢并告知妻子已经怀孕。

针对无精症，一般用复方疗效更佳。上面所开方剂即是生精汤，临床上常用来治无精症的方子还有育阴丰精汤。其具体方法及用量如下：取知母、丹皮、枣皮、麻仁、泽泻各 10 克，生地、熟地、鹿角胶各 15 克，肉桂 3 克，红花 6 克，水煎服，每天 1 剂，分 2 次服，3 个月为一个疗程。方中有补有泻，阴阳调和，可用于无精症、少精症的治疗。

另外，推拿按摩任脉也有一定的辅助治疗效果。任脉行于胸腹正中，上抵颏部。任脉与六阴经有联系，称为"阴脉之海"，具有调节全身诸阴经经气的作用（肾经便属于阴经）。具体推拿按摩技法如下：患者采用仰卧的姿势，按摩者通过掌根的推压，对中脘至中极之间的部位进行刺激，施力可由轻到重，推压 3 ~ 4 分钟即可。

在日常生活中，男性朋友应尽量避免一些常见的放射线照射。精子是非常脆弱的，如果在强大的电磁波、放射线面前，将遭到灭顶之灾。须避免产生睾丸局部高温：长时间洗烫水澡、桑拿，或其他因素引起的睾丸温度升高，都会影响精子生产，不过这样的情况大多为少精子、精子死亡过多等，因而应避免一切使睾丸温度增高的因素。

对症食疗方

　　在营养学上，很多植物和健康食品都有助于增加精子数量和提高精子质量。此外，可以多吃些补肾填精、益气养血生精之品，以提高精子的质量和活力，如：鳝鱼、泥鳅、鱿鱼、带鱼、鳗鱼、海参、墨鱼，其次有山药、银杏、冻豆腐、豆腐皮。因这些食物中含赖氨酸高，是精子形成的重要成分。

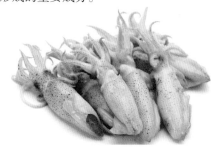

桂圆炒海参

材 料

莴笋 200 克，水发海参 200 克，桂圆肉 50 克，枸杞、姜片、葱段各少许。

调 料

盐 4 克，鸡精 4 克，料酒 10 毫升，生抽 5 毫升，水淀粉 5 毫升，食用油适量。

做 法

1　莴笋洗净，去皮，切薄片。

2　锅中注水，烧开，加入少许盐、鸡精，放入洗好的海参，淋入适量的料酒，拌匀，煮约 1 分钟。倒入莴笋，淋入少许食用油，拌匀，煮约 1 分钟。

3　捞出煮好的海参、莴笋，待用。用油起锅，放入姜片、葱段，爆香，倒入余过水的莴笋、海参，炒匀。

4　加入少许盐、鸡精、生抽，炒匀，倒入适量水淀粉勾芡，放入洗好的桂圆肉，拌炒均匀。

5　关火，盛出炒好的菜肴，装入盘中即可。

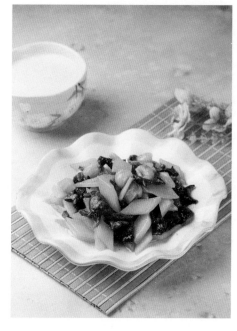

取穴推拿

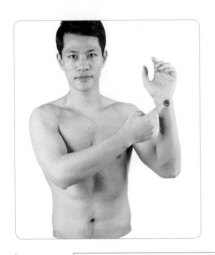

神门

神门穴位于仰掌，腕后横纹头，大筋尺侧屈腕肌腱内侧凹陷处。以拇指按压该穴，逐渐用力深压，按而留之约5～10分钟，每天1～2次，10次为一个疗程。

曲泉

曲泉穴位于膝内侧，屈膝，当膝关节内侧面横纹内侧端，股骨内侧髁的后缘，半腱肌，半膜肌止端的前缘凹陷处。用拇指按揉曲泉穴100～200次。

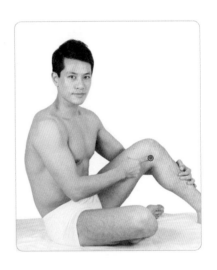

预防措施

1. 平常可以补充含赖氨酸高的食物，如鳝鱼、泥鳅、鱿鱼、带鱼等，是精子形成的必要成分。
2. 体内缺锌亦可使性欲降低，精子减少，应多吃含锌量高的食物，同时注意不要过量饮酒，以免影响锌的吸收。
3. 注意生殖器卫生与防护，避免发生细菌感染，保持乐观开朗的情绪，节制性生活，保持健康的生活状态。
4. 适当的运动不仅可以保持健康的体力，还是一种有效的减压方式。压力大的男人可以考虑每天运动30～45分钟。

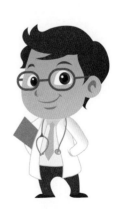

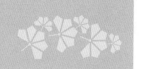

05 | 少精症

少精症是指精液中的精子数目低于正常具有生育能力男性的一种病症，国际卫生组织规定男性的精子每毫升不低于 2000 万，如果低于 2000 万就归为少精症，生育方面就会有很大影响。中医认为，少精症可由肾阳不足、肾阴不足、脾胃虚弱、湿热下注、痰浊凝滞、瘀血阻滞这几种原因引起。在治疗时，要辨证施治，分型治疗。

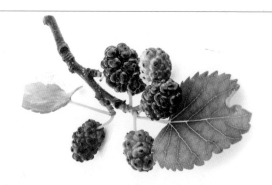

典型案例分析及验方分享

韩先生，36 岁，结婚 6 年半未有子嗣，有 4 年没有采取避孕措施，然而妻子一直未能怀孕，曾经也尝试过无数的办法但是还是不能怀孕，遂到医院进行检查和治疗。

经检查：女方妇科检查正常。男方查精液：灰白色，量 3.5 毫升，黏稠度（++），精子数 348 万 / 毫升，白细胞（+），证系精子偏少而导致的男性不育症。

经西医治疗半年未见疗效，转中医诊治。除少精外，尚伴腰膝酸软，头晕耳鸣，记忆力减退，齿摇发脱，舌淡苔白，脉沉迟。此属肾虚精亏之少精症。

针对此症，可用桃花葚精汤来治疗。其具体方法及用量如下：取桑葚 30 克，黄精 20 克，熟地 15 克，白芍 10 克，仙茅、桃仁、甘草各 9 克，淫羊藿、川芎各 8 克，枸杞子、五味子、覆盆子、菟丝子、红花各 6 克。水煎服，每天 1 剂，分 2 次服下。

临床研究发现，男性不育症患者整体或局部的血液黏度均有不同程度的升高。药理研究表明，活血化瘀药中存在阿魏酸、当归酸和川芎嗪等活性物质，具有肾上腺素α2受体阻滞剂的作用，能使血管扩张，降低外周阻力，使血黏度下降，可以增加脑血流量，改善下丘脑－垂体－睾丸轴局部组织的微循环，从而改善睾丸生精功能。

所以在临床治疗中，除应用补肾药物之外，应当加用活血化瘀之品，不仅能改善局部微循环，而且能减轻病变周围的炎症及水肿，促进增生性改变的软化和吸收。

因此可用桃花葚精汤以补肾益精、活血化瘀的方法治疗少精症。其方由赞育丹、五子衍宗丸、桃红四物汤化裁而成。赞育丹出自《景岳全书》，治疗不育症疗效显著。五子衍宗丸记载于《悬解录》中，由五味子、枸杞子、菟丝子、覆盆子、车前子组成，具有补肾益精、种嗣衍宗之功效，被誉为古今"种子方"。

桃红四物汤出自《医宗金鉴》。此方由熟地、当归、川芎、白芍加桃仁、红花组成，具有养血、活血化瘀之功效。

本方配方严谨，阴阳双补，精血皆顾，攻补兼施，共奏补肾益精与养血活血化瘀之功。此外，桃花葚精汤中的药物作用可改善下丘脑－垂体－睾丸轴功能，调剂血浆激素水平，并可能经过对睾丸局部的作用，改善血液供应，促进睾丸生精。

对症食疗方

男性少精症患者，在日常饮食上应增加各种矿物质元素，特别是微量元素的摄入量，适当增加富含性激素的食物（如动物内脏）摄入。除此以外，还应适当摄入一些能提高性欲、增强男性性功能、辅助少精症治疗的食物，如巧克力、当归、鱼子酱以及果仁等。

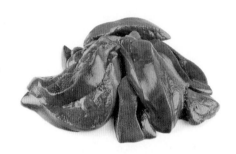

洋葱鲑鱼煮饭

材 料
水发大米100克，三文鱼70克，西兰花95克，洋葱40克。

调 料
料酒4毫升，食用油适量。

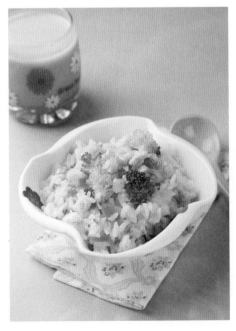

做 法

1. 洋葱、西蓝花洗净切块，待用；三文鱼肉洗净切片，再切成条形，改切成丁。

2. 砂锅置于火上，淋入少许食用油烧热，倒入洋葱，炒匀，放入三文鱼，翻炒片刻。淋入少许料酒，炒匀提味。

3. 注入适量清水，用大火煮沸。放入大米，搅拌均匀，盖上盖，烧开后用小火煮约20分钟。

4. 揭盖，倒入西兰花，再盖上盖，用小火煮约10分钟至食材熟透。

5. 关火，盛出煮好的洋葱鲑鱼饭，装入盘中即可。

取穴推拿

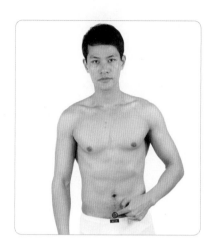

关元

关元穴位于下腹部，前正中线上，当脐中下3寸处。用手掌根部推揉关元穴2～3分钟。

肾俞

肾俞穴位于腰部，当第2腰椎棘突下，旁开1.5寸处。用拇指按揉肾俞穴100～200次，每天坚持。

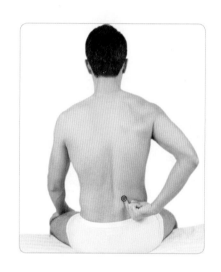

预防措施

1. 穿裆部宽松的内裤和外裤，平时多注意锻炼身体。
2. 离开冶炼、锅炉等高温工作场所，避免睾丸长期或经常处于温度较高的环境。
3. 饮食应规律，多吃绿色蔬菜和含精氨酸高的食物，精氨酸有利于精子的生成。
4. 不要把手机放在裤兜里，尽量少使用各种电子产品，远离辐射。
5. 了解性知识，节制性生活。

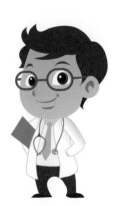

小病不求医

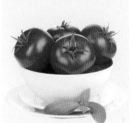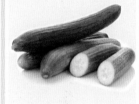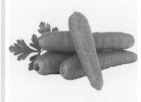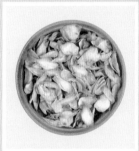

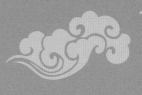

第七章

皮肤有问题，教你吃出健康来

皮肤作为人体的第一道生理防线和最大的器官，时刻参与着机体的功能活动。同时皮肤也是我们身体健康的指示灯，身体的任何变化都会在皮肤上表现出来，平时多关注皮肤健康状况，可以避免很多小病小痛的发生。

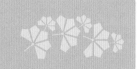

01｜慢性荨麻疹

荨麻疹，民间一般称之为"风团"，为常见的皮肤病，尤以儿童为多见。主要表现为：皮肤表面出现若干个大小不一的红斑块，这些斑块手感较坚硬，且奇痒难忍。皮肤表面会出现若干疹块，且奇痒难耐，患者往往会不停地抓，结果适得其反，反而更加痒。疹块周而复始地出现，治愈后还会再起，可持续数月，甚至一年。

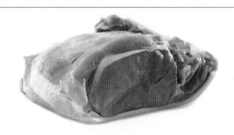

典型案例分析及验方分享

方小姐是流浪猫收养协会的成员，平时非常喜欢养猫，在路上只要看到无助的流浪猫就会想办法带回来自己养。自己还联合一批志同道合的网友成立了一个爱猫协会，帮助那些无家可归的流浪猫找到新的主人。久而久之，方小姐家里养了大大小小不下十只流浪猫，有时候方小姐下班回家完全围着那群猫转，根本没有多余的时间做其他的事。

最近，方小姐觉得身上痒，尤其手上痒得受不了，挠一下就出现一片红斑，过个十几分钟就会慢慢消失。有时候不挠痒也会出现红斑，一开始是手臂，后来慢慢蔓延到了身上，现在方小姐实在是痒得受不了了，这才过来找我想想办法。

听了她的描述，我说："你这是宠物引起的慢性荨麻疹，这种病常常找不到病因，患者时常在身上、脸上或四肢出现一块块红肿且很痒的皮疹块，常常是越抓越痒，越抓越肿。发作次数从每天数次到数天一次不等。慢性者常常反复发作，起伏不断，可迁延数周。"

方小姐听了很纠结，她实在是很喜欢养猫，尤其是那些流浪猫，每次看到她都迈不开脚。她说："医生，能不能帮我想想办法，我真的是很喜欢养猫，难道我要它们都丢了吗？"我说："这倒是不用，你是过敏体质，就算换了工作，也会接触到过敏源，还是会反复发病的。现在要治标的同时还要治本，我现在给你开一个食疗方，回去试着吃一段时间。"

我给她开的是归杞防风猪瘦肉汤，具体做法：当归 20 克，黄芪 20 克，防风 10 克，猪瘦肉 60 克，将前三味中药用纱布包裹后与猪瘦肉一起放在砂锅中炖煮，饮汤食猪瘦肉。当归可以调节机体补血活血，具有抑菌作用。黄芪补气，具有抗自由基，提高免疫功能，促进代谢，调节神经系统和内分泌系统等多种功能，有明显的抗过敏作用。防风具有抗菌、消炎、抗过敏的作用。

为了加强疗效，我还介绍了另一个方子，桃仁酒：取新鲜桃仁 500 克，倒入 75°白酒 500 毫升，夏秋季节浸泡 7 天，春冬季节浸泡 15 天。浸泡后过滤装入瓶中，密封备用。每当荨麻疹发作的时候，用棉签蘸桃仁液外涂于患处。桃仁有镇痛、抗炎、抗菌和抗过敏的作用，同时具有促进炎症吸收的作用，对炎症初期有较强的抗渗出作用。同时还应常常给家中的宠物进行清理，保证宠物的清洁卫生，定时去医院给宠物打疫苗，防止寄生虫和病毒感染。

过了一个星期，方小姐很开心的给我打电话："我现在情况好多了，红斑也不出现了，痒也少多了。"我告诉她须坚持使用，才能不复发。

对于宠物惹上的荨麻疹患者，尽可能不要接触宠物，保持愉快的心情，适当进行体育锻炼，增强体质，这些都会对预防荨麻疹非常有利。

对症食疗方

　　荨麻疹患者平时应多吃新鲜蔬菜、水果及易消化的食物，新鲜蔬菜水果中含有丰富的维生素，尤其是维生素 C，能降低血管通透性，减少渗出及局部水肿，对减轻荨麻疹症状有好处。少吃含高蛋白和刺激性食物，禁烟忌酒，否则会明显降低胃肠道消化功能，食物得不到充分消化，变质成蛋白胨或多肽形式被吸收到体内，增加过敏的发生机会。

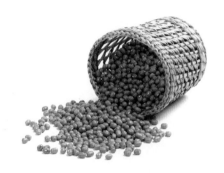

百合玉竹粥

材料
水发大米 130 克，鲜百合 40 克，水发玉竹 10 克。

调料
白糖适量。

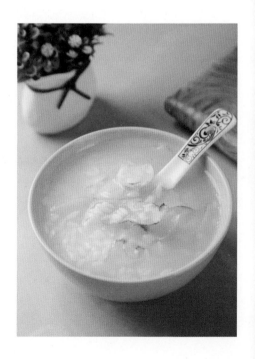

做法

1 砂锅中注入适量的清水，烧热，倒入洗净的玉竹，放入洗好的大米，拌匀。
2 盖上盖，烧开后用小火煮约 15 分钟。
3 揭盖，倒入洗净的百合，搅拌均匀。
4 盖上盖，用小火续煮约 15 分钟至食材熟透。
5 揭盖，加入适量白糖调味。
6 关火，盛出煮好的粥即可。

取穴推拿

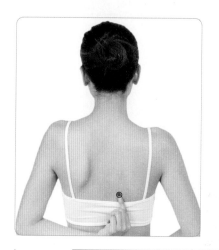

膈俞

膈俞穴位于背部，当第7胸椎棘突下，旁开1.5寸处。用拇指按揉膈俞穴100～200次，每天坚持。

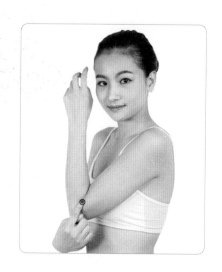

曲池

曲池穴位于肘横纹外侧端，屈肘，当尺泽与肱骨外上髁连线中点。每次用拇指弹拨曲池穴3～5分钟。

预防措施

1 尽可能祛除发病的诱因，避免和过敏原接触，禁用或禁食某些机体过敏的药物或食物，多吃碱性食物。

2 对于出游者来说，预防荨麻疹最好是在旅游时戴上口罩。

3 积极治疗原发性疾病，如急性扁桃体炎、胆囊炎、病毒性肝炎、阑尾炎、肠道蛔虫病等。

4 天气寒冷，情绪不稳，睡眠不足，肠胃功能不好，腹胀腹泻，便秘，肝脾失调，吃过热过辣的食物，都可能导致血液力组胺释放增加，引发荨麻疹。

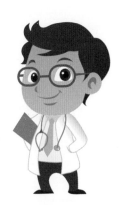

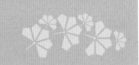

02│黄褐斑

黄褐斑又名肝斑，是一种常见的发生于面部的后天性色素沉着过度性皮肤病，由内分泌或消化道疾病所引起，常在面部两侧颧骨部呈现蝶形的淡黄、黄褐色或淡黑色斑，发生于日晒部位，并于日晒后加重。在外界因素的刺激下，再加上身体代谢功能减慢，体内的毒素垃圾不能及时排出去，久而久之，导致皮肤的代谢紊乱，黑色素沉着，就会长斑。

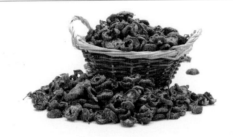

典型案例分析及验方分享

我认识一位白领朋友，她叫小青。作为公司的财务总监，小青每天都要批示很多的文件，公司的多种数据全都要小青自己核对，还要承担公司的财务审核和计划，每天上班非常忙，基本是天天加班到深夜，有时百般无奈之下周末还要加班。

小青觉得这种压力就像巨石一样压在她身上。但是处在竞争激烈的社会，如果不努力奋斗，就会被生活打败，她只能接受公司加班的安排。但因为每天晚上下班都疲惫不堪，加上整天和数字打交道，晚上经常失眠，第二天一大早又要拖着疲惫的身躯去上班，天长日久，小青渐渐发现自己原本白皙透亮的肌肤已经变得不堪入目了，她这才意识到问题的严重性，于是过来找我。

见到小青，我几乎不敢相信这是我认识的那个漂亮、活泼的小青！她浮肿的双眼，大大的黑眼圈，脸上一片片深黄的斑点，苍白的脸色，呆滞困倦的眼神，哪里是一个还不到30岁的女人，而活脱脱是一个历经沧桑的中年妇女！

我问小青："你这是怎么了？怎么一下子老了这么多？"小青平时是一个非常爱美的姑娘，也很会保养和化妆，听我这么一说，顿时就苦下脸来道："最近公司准备上市，我这个财务总监首当其冲，各种报账和财务审查要做，我已经好几天没睡个正常觉了。不瞒你说，这个月我月经都推迟了。"我说："工作重要，自己的健康更重要，看看你现在，脸色多难看啊。"小青一听我这么说，无奈道："我也知道这样不好，但是工作需求，我也没办法拒绝 。"小青正值青春貌美的年纪，如果不好好保养，一些难缠的美容问题就会让人很是头疼。

当人承受压力时，就会分泌肾上腺素，为对付压力而做准备。这时人体新陈代谢的平衡就会遭到破坏，皮肤所需要的营养供应趋于缓慢，色素母细胞就会变得很活跃。又或者经常睡眠不好，熬夜，饮食不平衡，便秘，自身代谢缓慢，内分泌紊乱等都会影响色斑的出现。中医认为，经脉不通，易导致瘀血内停，气机阻滞，血液不能到达皮肤颜面营养肌肤，而皮肤中的代谢垃圾、有害物质和黑色素就不能随着人体的正常代谢排出体外，逐渐积累便形成了斑。

针对小青的情况，我给她推荐了双白汁。具体做法是：取白鲜皮 10 克，白蒺藜、当归各 12 克，山楂 15 克，加水 500 毫升，煎煮 20 分钟后，将药液倒出，再加水 300 毫升继续煎煮 15 分钟，然后将药液倒出，和第一次倒出的药液混合后分 3 次服下。然后再向药渣中加入清水 1000 毫升，煎煮 10 分钟后将药液倒出。等药液温度适宜后，用其洗脸，每天一次。这样内饮外洗，能够充分利用药力解决面部色斑的烦恼。如果没有时间煎药，也可以用上述药物泡水，一部分饮用，一部分用来洗脸。

对症食疗方

患者须经常摄入富含维生素 C 的食物，如柑橘类水果、西红柿、青辣椒、山楂等等。尽量少吃酱油、牛肉、酱菜、虾、蟹等食品。还要多喝水，少喝酒及咖啡。夏天要做好防晒的预防工作，避免强烈的紫外线刺激皮肤，加重黄褐斑的病情。

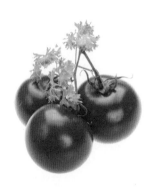

木须柿子盖饭

材料
西红柿 200 克，鸡蛋 2 个，米饭 500 克，葱花、香菜各少许。

调料
盐、鸡精、白糖各 1 克，水淀粉 5 毫升，食用油适量。

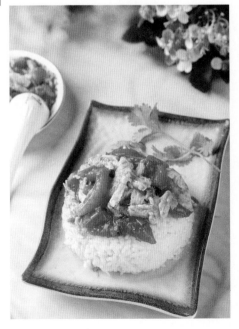

做法

1. 西红柿洗净，切开，切滚刀块，碗中打入鸡蛋，搅散成蛋液。

2. 热锅注油，倒入蛋液，炒约 2 分钟至熟，盛出炒好的鸡蛋，装碗待用。

3. 另起锅注油，倒入切好的西红柿，稍炒至出汁。

4. 加入盐、鸡精、白糖，放入炒好的鸡蛋，翻炒均匀。

5. 用水淀粉勾芡，收汁，撒上葱花，拌匀。

6. 关火，盛出菜肴，浇在米饭上，摆上香菜点缀即可。

取穴推拿

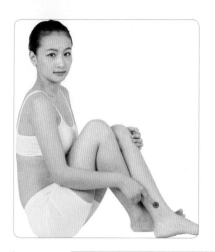

阴陵泉

阴陵泉穴位于膝盖内下侧，胫骨内侧突起的下缘凹陷中处。取坐位，以拇指指端放于阴陵泉穴处，先顺时针方向按揉2分钟，后再点按半分钟，以酸胀为度。主治膝关节红肿疼痛、小便不利或失禁、月经不调及白带增多等。

三阴交

三阴交穴位于人体小腿内侧，足内踝上缘四指宽，踝尖正上方胫骨边缘凹陷中处。正坐或仰卧，单手手掌放置在踝关节，除拇指以外的其余四指轻轻握住踝部；拇指弯曲，用指尖垂直按压胫骨后缘的三阴交穴，会有强烈的酸痛感，每次按压1~3分钟。注意：孕妇禁按。

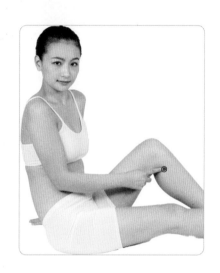

预防措施

1 严禁使用含有激素、铅、汞等有害物质的祛斑产品。
2 养成良好的生活习惯，戒烟，忌酒，忌熬夜等不良习惯。
3 黄褐斑患者一定要做好防晒的预防工作，外出带遮阳工具，涂防晒霜等。
4 远离各种电离辐射，缩减使用电子产品的时间。
5 要始终保持豁达、乐观，心情舒畅，情绪开朗，积极配合医生的治疗。
6 多吃新鲜的蔬菜水果，保证充足的睡眠，应注意劳逸结合。

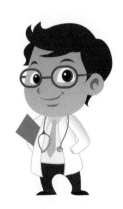

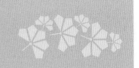

03 | 银屑病

银屑病俗称牛皮癣，是一种慢性炎症性皮肤病。此病非常顽固且易反复发作，并有季节性，春冬季比较严重。其皮损特征是红色丘疹或斑块上覆有多层银白色鳞屑，轻者可表现为几个硬币大小的肘膝部位斑块，重者也可以全身皮肤受累。

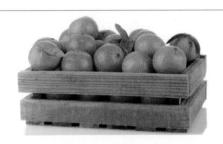

典型案例分析及验方分享

以前认识一位患者张先生，35 岁，患银屑病一年多。在这一年多的时间里，张先生可谓受尽折磨，身心都受到极大的伤害，而且经济上也损失不少，影响了工作。由于治疗心切，张先生曾多次上当受骗。患病初期，听说在某省有一个治疗银屑病的老神医，于是他急忙找到那位老神医，希望能快点把病治好。但是，在花了不少钱、吃了不少药之后，病情不仅没好转，反而越来越严重，病灶也在逐步扩散。

张先生过来找我时，基本没有新生的疹子，旧的疹子也不见消退。我先为他开了一个内服的方药——养血润肤饮，叮嘱他水煎后，待汤药不冷不热时服下。这个方药多用于皮肤瘙痒症、牛皮癣静止期、红皮症等。

养血润肤饮具体药物组成如下：当归 15 克，熟地 12 克，生地 12 克，黄芪 12 克，天冬 9 克，麦冬 9 克，升麻 9 克，黄芩 9 克，桃仁泥 6 克，红花 6 克，天花粉 10 克。方中当归、熟地、黄芪都能养血活血，补气养血，而红花、桃仁则是活血化瘀，天冬、麦冬滋阴生津，共奏益气养血，滋阴清热之功效。

一个月后张先生前来复诊，其病情已大大改善。我嘱咐他银屑病是个慢性病，千万不能操之过急，若是想好得更快点可以试一下这个外涂的偏方：取杏仁 50 克，捣烂如泥，然后拌入猪油中，以纱布包裹，涂擦患处。苦杏仁性温，有小毒，能散能降，故解肌、散风、降气、润燥、消积，治伤损药中用之。现代研究表明，苦杏仁所含的脂肪油可以使皮肤角质层软化，润燥护肤，有保护神经末梢血管和组织器官的作用，并可以抑制和杀灭细菌。用苦杏仁治疗银屑病，主要就是改善皮损症状。

除食疗之外，也可用其他的辅助疗法治疗银屑病，如泡温泉。在中医理论中，泡温泉被看作是一种身体外部治疗方法，有双重作用，其一是热敷作用，其二是水疗作用，泡温泉针对银屑病这类的皮肤病最为有效。用温泉水治疗关节病也是不错的选择，但并不是对所有的皮肤病都有效。一般来说，温泉中富含硫黄成分，有很强的抑菌、止痒效果。

另外，温泉水的热度对改善皮肤表面微循环也有功效，且所含的大量微量元素可补充皮肤所缺，加快问题皮肤的恢复。而温泉热浴不仅可以使肌肉、关节松弛，消除疲劳，还可以扩张血管、促进血液循环，加速人体的新陈代谢。大多数温泉中又都含有丰富的化学物质，对人体保健有一定的作用。比如，温泉中的碳酸钙对改善体质、恢复体力有相当的作用，而硫黄泉则可软化角质，含钠元素的碳酸水有漂白肌肤的效果。特别是稳定期的银屑病可以采取泡温泉的方式，此时泡温泉能软化角质层，能有效祛除鳞屑，治疗银屑病。

银屑病的预防目前系指避免患者病情复发和加重，即延长缓解期。保持良好的生活习惯、戒烟戒酒、清淡饮食，对银屑病患者尤为重要。

对症食疗方

　　银屑病由于大量脱屑，会造成皮肤蛋白质、维生素及叶酸等物质的丢失。若皮损迁延不愈且泛发全身，会导致低蛋白血症或营养不良性贫血。在饮食上，建议多吃些新鲜的水果、蔬菜，如苹果、梨、香蕉、橙子、绿叶蔬菜、苦瓜等清淡饮食，并适量进食猪瘦肉、鸡蛋、牛奶等蛋白质含量丰富的食物。

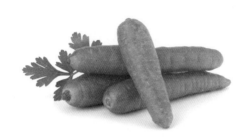

土茯苓胡萝卜汤

材 料
胡萝卜85克，马蹄肉
50克，水发木耳45克，
土茯苓少许。

调 料
盐2克。

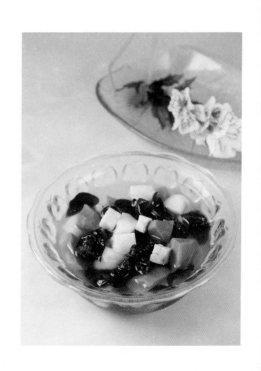

做 法

1 木耳洗净，切小块，马蹄肉洗净，切小块，胡萝卜洗净、去皮，切开，再切条形，用斜刀切块，备用。

2 砂锅中注入适量的清水，烧开，倒入切好的马蹄肉、木耳、胡萝卜，放入备好的土茯苓。

3 盖上盖，烧开后用小火煮约30分钟至食材熟透。

4 揭盖，加入盐，拌匀，续煮片刻至食材入味。

5 关火，盛出煮好的汤即可。

取穴推拿

涌泉

涌泉穴位于足底部，蜷足时足前部凹陷处，约当足底第 2、第 3 趾趾缝纹头端与足跟连线的前1/3与后2/3交点处。用拇指用力按揉涌泉穴 100 ~ 200 次，每天坚持。

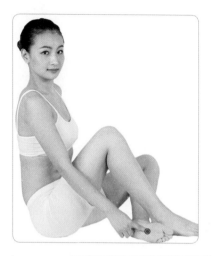

委中

委中穴位于腘横纹中点，当股二头肌腱与半腱肌肌腱的中间处，用拇指按揉委中穴 100 ~ 200 次，每天坚持。

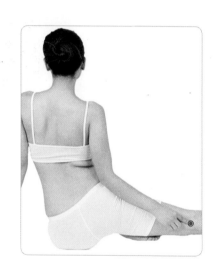

预防措施

1 加强疾病的预防，注意环境卫生，积极消除诱发因素，慎防感冒，扁桃体发炎。

2 由于饮食或服用药物，或接触某种物质而过敏，患者应尽量避免接触易引发皮肤过敏的物品。

3 生活压力大，过度的精神紧张，性情急躁，情绪抑郁等精神因素均能诱发银屑病，平时应注意保持心情愉快，学会自我解压。

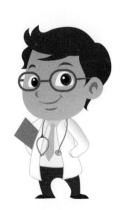

04 | 头皮屑

头皮屑又称为头皮糠疹，是头皮异常病变时才会出现的白色或灰色鳞屑，它是由真菌感染引起。头皮有小的薄片状鳞屑脱落，可干燥或稍带油性，梳头或抓搔时极易脱落到肩部衣服上。 当头皮油脂分泌失衡，头皮就会出油变得油腻；当头皮菌群环境失衡，有害细菌大量滋生，就会出现头痒的现象；而头皮角质层代谢过快，脱落就形成头皮屑。

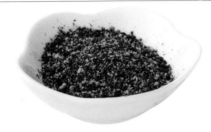

典型案例分析及验方分享

最近遇到一个小伙子，大学刚毕业没多久，现在在一家公司从事销售工作。由于工作的需要，小伙子不得不陪客户喝酒，熬夜已经成了他的家常便饭，这样长久下来，身体上的问题就频频出现。

小伙子来找我，一边摸着自己的头发一边苦恼地说："医生，最近我早上起来一梳头，头上的皮屑就像是下雪一样，别人看了都快速地躲到一边去。我还没女朋友呢，就吓跑一帮人了，您快帮我想想办法吧。"

我看了看小伙子的头发，的确如他所说，头皮屑和黑色的头发形成了鲜明的对比，而且密密麻麻的，让人看了也不禁打颤，脱落的头屑掉落到肩膀上，很影响美观。我笑着对他说："头皮屑不是什么很难对付的毛病，只要你养成良好的生活习惯和饮食习惯，头皮屑终究是会消失的。"

小伙子摇摇头地说道："您不知道，我这头皮屑太顽固了，头皮发痒，不挠就心烦。

吃了很多药，换了好多洗发水，都无济于事。看着枕头和肩膀上那白花花的皮屑，我自己都不能忍受了。"

看着他难受的表情，我安慰道："不用担心，我这有个小方法，你回家可以试试看，此方为：陈醋 15 毫升混合温水 1000 毫升，充分搅拌均匀。每天用调和好的陈醋洗头一次，可起到除祛头皮屑、止痒和防脱发的作用，还可以改善头发分叉。"看着小伙子将信将疑的表情，我接着说："醋对皮肤、头发能起到很好的保护作用。中国古代医学就有用醋入药的记载，描述醋有生发、美容、降压、减肥的功效，多吃醋、爱吃醋，对人体健康十分有益，醋还可以促进新陈代谢，帮助机体休息，消除疲劳，预防动脉硬化和高血压病。"

除了外治法外，我还教给他一个内服的方子——黑芝麻汤。这样内服外用，两者兼顾，疗效更佳。

黑芝麻汤：将适量的黑芝麻炒热，磨成粉，加适量水和白糖，放进锅中，煮熟即可。黑芝麻富含油酸、棕榈酸、维生素 E、叶酸、蛋白质、钙等多种营养物质，特别是油脂的含量较高，能有效地润泽肌肤、滋养头发，对改善头发干燥、易断等不良状况有显著的效果。

小伙子回去马上用了我的方法。过了 2 个星期，他又过来找我，说他头皮屑的情况有了很大的改善，现在只有梳头的时候才会掉出来一点点，其他时候已经完全正常了。

除了以上方法，还可以通过按摩头部使头部皮肤温度上升，加速血液循环和新陈代谢，令头皮的皮脂腺、汗腺、毛囊等附属器官发挥正常功能，从而使头皮屑减少。具体做法为：患者取坐位，用双侧或单侧手指与手掌从前额发际处向枕部来回转动按摩，往返做 30 次，直至头皮有发热感为止；或用单手四指并拢弯曲成 90°，从发际处向后轻轻敲打，往返做 10 次，使头部有轻松感为佳。

对症食疗方

　　头皮屑多的人平时应该多吃碱性食物，如牛奶、蔬菜、水果、海藻等，避免进食过多的酸性食物，尤其是油炸食物和甜食。还要忌吃辛辣和刺激性食物，如辣椒、芥末、生葱、生蒜、酒、咖啡。

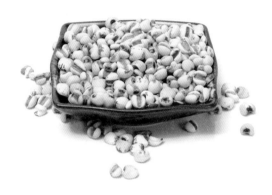

薏米海藻粥

材 料
水发薏米 150 克，水发海藻 70 克，水发海带 45 克。

调 料
无。

做 法

1 海带洗净，切细丝，海藻洗净，切碎。

2 砂锅中注入适量的清水，烧热，倒入备好的薏米、海带丝，搅散，拌匀。

3 盖上盖，大火煮开后用小火煮约 40 分钟，至米粒变软，撒上切好的海藻，搅拌匀。

4 盖上盖，用中小火续煮约 20 分钟，至食材熟透。

5 揭盖，搅拌几下，关火，盛出煮好的薏米海藻粥。

6 装入小碗中，稍稍冷却后食用。

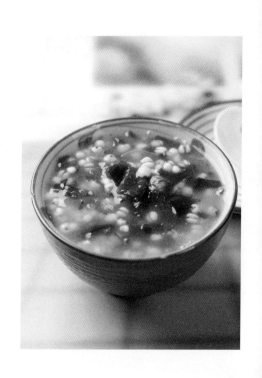

取穴推拿

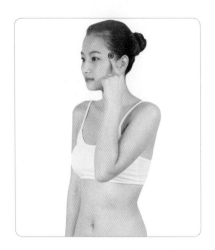

太阳

太阳穴位于颞部，当眉梢与目外眦之间，向后约一横指的凹陷处。用拇指指腹顺时针揉按太阳穴 30 ~ 50 次。

百会

百会穴位于头部，当前发际正中直上 5 寸，或两耳尖连线的中点处。正坐或者仰卧，每天用拇指指腹揉按或者指尖点按百会穴 60 ~ 100 次。

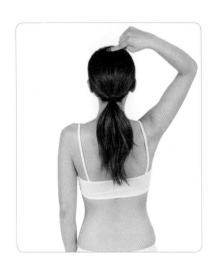

预防措施

1 避免吃煎炸、油腻、辛辣的食物，忌食含乙醇及咖啡因等食物。

2 洗头发时须注意：将洗发水先倒在手中揉搓起泡再搽在头发上进行洗涤。应用指腹轻轻按摩头皮，不但可增加血液循环，还可减少头皮屑的形成。

3 应经常更换不同品种的洗发水，宜同时购买两种不同牌子的洗发水交替使用。

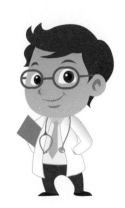

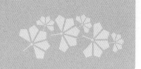

05 | 黑头

黑头主要是由皮脂、细胞屑和细菌组成的一种"栓"样物阻塞毛囊开口处而形成的，加上空气中的尘埃、污垢和氧化作用，致使其接触空气的一头逐渐变黑，所以得了这么一个不太雅致的称呼——黑头。因额头和鼻子区域油脂分泌旺盛，故黑头通常出现在人们的额头、鼻子等 T 区部位。

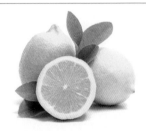

典型案例分析及验方分享

高小姐是媒体的主持人，平时工作很忙，经常被派到外地出差，或者全国各地跑。这样导致她生活作息很不规律，有时候为了录制节目，不得不随时保持浓妆，有时候来不及卸妆就直接睡了。作为一个公众人物，高小姐自然是非常爱惜自己的皮肤的，除了工作间隙敷面膜之外，她是好几家美容院的常客，经常给自己的皮肤做保养。

最近，高小姐却发现自己原本白皙透亮的肌肤上出现了几个"不速之客"。这阵子电视台有个户外真人秀节目，高小姐作为主持人，自然是要在太阳下保持微笑。节目后来虽然获得了圆满成功，但是高小姐的皮肤也受到了伤害，鼻子上长了几个黑头，这令高小姐懊恼不已。一看到黑头，高小姐的第一反应就是用手去挤，然后抹上各种面霜和保湿霜。然而，黑头并没有因为高小姐的动作而减少，反而有越来越多的趋势，现在，高小姐不得不用更厚的底妆来掩盖黑头。

很多人说青春痘是活火山，那么黑头就是死火山。高小姐现在面对着自己脸上这座死火山束手无策，最后还是在别人的推荐下来到了我这里。她说："大夫，我是油性皮肤，平时就很容易出油，我之前一直用着控油保湿的面霜。不晒太阳还好，一晒太阳就油腻腻的，防晒霜我都不知道用了多少瓶，现在还是有黑头，您帮忙想个办法，看能不能治好。"

我安慰她道："黑头不是用防晒霜就能解决的，各种保养品、护肤品说白了就是化学试剂，终归是对皮肤有损的。我这里有个小验方，你可以试一下。"

鉴于高小姐平时工作繁忙，一些比较复杂的食疗方法我就放弃了，选择了一个最简单的面膜疗法。我给她开的是西红柿柠檬面膜：分别将西红柿（番茄）和柠檬洗净、切块，放进榨汁机中打成泥状，同面粉混合做成面膜，不仅能去黑头还能深层次清洁肌肤、美白、镇定、祛除多余角质。番茄红素可以促进血液中胶原蛋白与弹性蛋白的结合，使肌肤充满弹性、娇媚动人。特别值得一提的是，番茄红素还有祛斑、祛色素的功效。鲜柠檬维生素含量极为丰富，是美容的天然佳品，能防止和消除皮肤色素沉着，具有美白的作用。番茄和柠檬都是很好的美白、净透用品，能深层次清洁皮肤。两者合用，效果更佳。

有不少姑娘喜欢用粉刺针将黑头挑出来，或者像高小姐这样直接用手去挤，面对鼻翼的部分，就用力去刮。殊不知，在这个过程中，粉刺头部的力量是很大的，要用大力将毛孔拉开才能将黑头挤出，而且这样会让肌肤受伤，此时若不能及时恢复，毛孔将越来越大，当然油脂就会越积越多而变成黑头。

高小姐对面膜疗法非常认同，她确实是没有时间去食疗，这个方子简单易操作，材料也都是常用的食材。仅仅过了两个星期，高小姐就兴奋地打电话来道谢，说她脸上的黑头已经慢慢消失了，连皮肤都娇嫩了好多。在此也提醒爱美人士，黑头出现的时候一定要及时护理皮肤，这样就可以避免黑头向更严重的肌肤问题转化。

对症食疗方

想要去黑头，首先应该注意饮食。①要多吃维生素 C 含量高的水果和蔬菜。如黄瓜、西红柿、橙子和草莓等，这些食物含维生素 C 特别丰富，多摄取维生素 C 能预防黑头、粉刺的产生，从而使我们的肌肤更有光泽。②少吃动物肝脏和豆类的食物。这些食物里含的铜会使皮肤发黑。③少吃辛辣的食物，尤其是烧烤、火锅等。

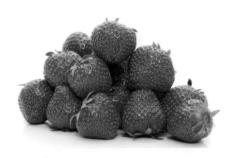

冰镇番茄苹果汁

材料
苹果 300 克，番茄 500 克。

调料
冰块适量，白糖 15 克。

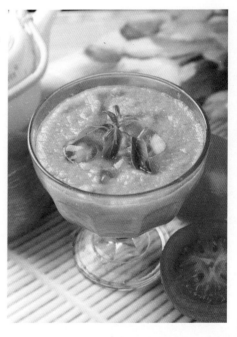

做法

1 番茄洗净去除皮，切成片，再切条，改切丁；苹果洗净对切开去核，切成小块。

2 备好榨汁机，将苹果、番茄倒入，注入适量的清水，盖上盖，选择"榨汁"功能，榨约半分钟。

3 揭盖，将榨好的果蔬汁倒入杯中。

4 加入备好的白糖，搅拌片刻，封好保鲜膜，放入冰箱冷藏 20 分钟。

5 20 分钟后将其取出，放入冰块，即可饮用。

取穴推拿

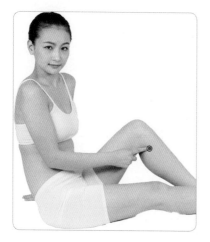

阴陵泉

阴陵穴位于小腿内侧，胫骨内侧髁下方与胫骨内侧缘之间的凹陷处。用大拇指按揉阴陵泉穴 100 ~ 200 次，每天坚持。

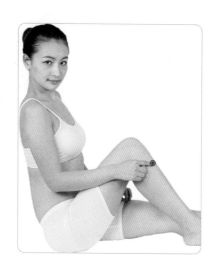

足三里

足三里穴位于小腿前外侧，当犊鼻下 3 寸，距胫骨前缘一横指（中指）处。每天用拇指指腹推按足三里穴 1 ~ 3 分钟。

预防措施

1 不要熬夜，保持睡眠，不要吃过于辛辣刺激的食物，对于新长的痘痘不要用手去挤捏，以防感染。

2 选择合适的面部清洁剂和保湿剂，不要乱用化妆品。

3 坚持在症状较轻时外用药物治疗，症状重时加口服药物控制，要多注意个人卫生，用合适的洗面奶，肥皂去除油腻和黑头。

4 保持开朗愉快的心情，减少情绪激动或心理压力，改善睡眠。

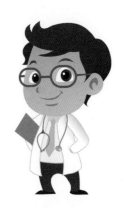

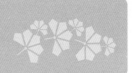

06 | 癣

手癣，中医称之为鹅掌病，是手掌及手指间的皮肤癣菌感染，可蔓延到手背。手癣与足癣相似，但也有差别。如手癣发病率低于足癣，并发症少见。足癣多为双侧累及，而手癣则多见于单侧，即使两侧受累，也轻重不一，鳞屑角化比较多见，糜烂、渗出少见。

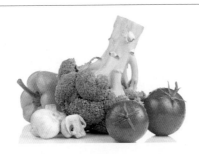

典型案例分析及验方分享

小路是一家超市的仓库管理员，半年前发现手掌干燥、裂口，起水泡，并有脱皮现象，奇痒难忍。后来，他自行到药店买止痒膏涂擦患处，刚开始效果较好，后来反复发作，收效较差。于是便来我处咨询，看看有没有别的什么办法。

我看后告诉他这个就是中医所说的"鹅掌风"，西医所说的鳞屑角化型手癣。由于西医外用的软膏含有激素，容易形成依赖性，导致病情反复，所以我向他推荐了几个比较好用的中医外用方。

公丁香汤：公丁香、地肤子各20克，水3000毫升，煮20～30分钟至沸，待药液稍冷却转温后，将手放入其中浸泡，每次20～30分钟，每天1～2次。研究表明，丁香油及丁香酚对皮肤无刺激性作用，且吸收良好。地肤子，味辛、苦，性寒，归肾、膀胱经，有清热利湿、祛风止痒之效，常用于小便涩痛、阴痒带下、风疹、湿疹、皮肤瘙痒等。

杀菌止痒膏：大黄 30 克，陈醋 50 毫升。大黄研磨成末后，用陈醋调涂患处，每天 2 次。大黄味苦、性寒，归脾、胃、大肠、肝、心包经，有泻热通肠、凉血解毒、逐瘀通经的作用。陈醋不但是调味佳品，更可供药用，对高血压、肝炎、皮肤病具有一定的疗效和预防作用。

醋浸皂刺花椒方：皂角刺 30 克，花椒 25 克，食醋 250 毫升。将前两味药放入食醋内，浸泡 24 小时即成。外用泡手脚，每晚临睡前泡 10 ~ 20 分钟。此方有很好的清热解毒、止痒的功效。皂角刺味辛、性温，归肝、胃经，有消肿托毒、排脓、杀虫的功效。花椒味辛，性温，归脾、胃、肾经，有温中止痛、杀虫止痒的作用。

新艾外洗液：新鲜艾叶 90 克，苍耳草 60 克，白鲜皮 30 克。先将上药一同放入瓦罐中，加水 3000 毫升煮沸取汁。将药汁倒入脸盆中，上覆毛巾，再将两手伸入毛巾下熏蒸一会儿，待药汁转温时，将两手放入药液中浸泡，并搓擦洗涤，直至药汁完全冷却，每天早晚各一次。此方有护肤、祛风、止痒的功效，对手癣有良效，通常连续治疗 3 ~ 5 天即可治愈。

两个星期后，小路告诉我，这几个经验方他没时间一一使用，他就用了一个新艾外洗液，不过只用了短短一周时间，手癣就彻底好了。

治疗手癣的方法有很多，但由于每个患者的病情不一样，所以治疗方案也不一样。治疗手足癣要注意消灭传染源，坚持正确用药，忌皮质类固醇软膏等激素药物。

在饮食上，手癣患者每天喝水量须达到 3000 毫升。主食无特殊规定，但是菜应以绿叶蔬菜为主，日常饮食每餐都应有绿叶蔬菜，其他蔬菜为辅。同时还可多吃凉血解毒食物，如绿豆、粳米、黄瓜、苦瓜、马齿苋、绿茶等。有手癣的患者不宜吃酸性食物、油炸食品、腌渍食品、可乐、汉堡、牛奶、糖、坚果等，这些都会加重手癣的病情。

对症食疗方

　　手足癣患者饮食宜清淡，应多吃新鲜蔬菜和水果。治疗期间应少吃辛辣、肥腻、刺激性食物及海味，如辣椒、辣酱、咖喱、酒类、羊肉、狗肉、油煎炸食品、虾、蟹、咸鱼等。

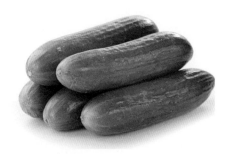

黄瓜粥

材 料
黄瓜 85 克，水发大米
110 克。

调 料
盐 1 克，芝麻油适量。

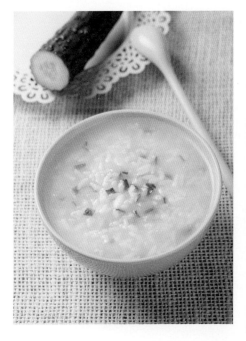

做 法

1 黄瓜洗净切开，再切成细条状，改切成小丁块，备用。

2 砂锅注水，烧开，倒入洗净的大米，拌匀。

3 盖上盖，煮开后用小火煮 30 分钟。

4 揭盖，倒入切好的黄瓜，拌匀，煮至沸。

5 加入少许盐，淋入适量的芝麻油，搅拌均匀，至食材入味。

6 关火，盛出煮好的粥即可。

取穴推拿

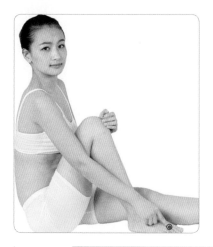

内庭

内庭穴位于足背，当第2第、第3趾间，趾蹼缘后方赤白肉际处。用拇指指尖点按内庭穴2～3分钟。

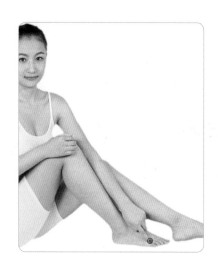

侠溪

侠溪穴位于足背外侧，当第4、第5趾间，趾蹼缘后方赤白肉际处。用手指指尖按揉侠溪穴5～6分钟。

预防措施

1 平时应讲究个人卫生，不要用公用拖鞋、脚盆、擦布等，鞋袜、脚布要定期灭菌，保持足部清洁干燥。

2 平时应减少化学性、物理性、生物性物质对手足皮肤的不良刺激，少饮刺激性饮料，如浓茶、咖啡、酒类等。

3 晚上洗脚或洗澡后，要揩干趾缝间的水分，扑上消毒撒布粉，目的在于尽量保持各趾间的干燥，以防止表皮霉菌的再感染。

4 癣疾患者所穿着的衣服、鞋袜应宽松透气，并勤换。

5 加强体育锻炼，提高自身的抗病能力。

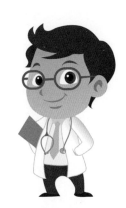

小病不求医

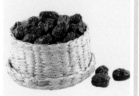 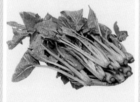 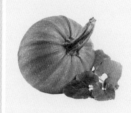 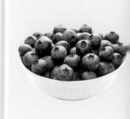

第八章

五官出现小毛病，神奇妙方来帮忙

五官疾病不仅损害人体健康，更会增加患者自卑心理，影响人与人之间的正常交往。所以，为了保持健康美丽，大家有必要掌握一两种有效的小验方，为自己的健康和美丽负责。

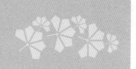

01｜干眼症

干眼症是指各种原因造成的泪液质或量异常或动力学异常，导致泪膜稳定性下降，并伴有眼部不适和（或）眼表组织病变特征的多种疾病的总称。常见症状包括眼睛干涩、容易疲倦、眼痒、有异物感、痛灼热感、分泌物黏稠、怕风、畏光、对外界刺激很敏感；有时眼睛太干，基本泪液不足，反而刺激反射性泪液分泌，而造成常常流泪。

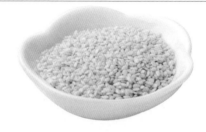

典型案例分析及验方分享

朋友的儿子小东，今年刚毕业，因为出色的工作能力进入了一家上市公司做动画设计。每天面对着好几台电脑，时间一久，小东发现自己有不自觉地流泪，眼睛也酸胀难忍，看东西也开始模糊了。

由于工作的需要，小东对自己的眼睛可是一点都不敢马虎，他立马到医院去看了眼科。医生说他这是视疲劳，长时间高强度用眼所致，建议他平时多注意眼睛的休息，多吃点维生素高的食物，最好做做眼保健操。而小东经常是当着医生的面答应得好好的，可工作一忙转头就忘了，结果现在眼睛开始流泪，他就过来找我，问能不能给他开几个方子调理一下。

我说："现在的年轻人，整天对着电脑很容易引起眼干、眼涩、眼疲劳，患上干眼症的越来越多。你这种情况，其实只要注意劳逸结合是能避免的。"

小东说："您说得对，但是我这工作，就是要盯着电脑啊，而且现在任务重，我都好几天没有好好休息了。您还是帮我想想办法吧，要不我这年纪轻轻的就要瞎了。"

"那行，我告诉你一道枸杞菊花茶，想来你也没有时间做药膳，干脆拿去泡茶喝，防辐射抗病一起来。具体做法是，取枸杞子 10 克，菊花 8 朵，用沸水冲泡成茶，加盖闷一会儿就可以了。"枸杞菊花茶是大家耳熟能详的茶饮，在调理眼睛疲劳、眼睛干涩和护眼方面都是有口皆碑的。

菊花性凉、味甘，具有散风清热、平肝明目的功效。用菊花泡茶喝，能让人头脑清醒、双目明亮，特别是对肝火旺、用眼过度导致的双眼干涩有较好的疗效。枸杞子性平、味甘，归肝、肾、肺经，能补肾生精、养肝明目，对肝肾不足引起的头晕耳鸣、视力模糊、记忆力减退具有保健治疗的功用，对长期使用计算机而引起的眼睛疲劳有很好的疗效。菊花、枸杞是明目、护眼的药材，能有效缓解眼睛疲劳或眼睛干涩的症状，经常食用可有效地改善和保护电脑工作者的视力。

我还告诉小东，如果仅仅是眼睛干涩，那就用杭白菊，如果还伴有眼睛酸胀、分泌物较多的情况，那就用黄山贡菊。枸杞子可以选择用宁夏、青海产出的，都比较好。除了喝茶之外，还可以买点白芝麻，炒熟了放在密封的盒子里，休息的时候就吃点炒芝麻，也能护眼。

中医认为，眼睛干涩多因"内燥"、"津亏"引起。而芝麻性平、味甘，具有养血润燥、养肝明目的功效。需要提醒的是，由于芝麻有润肠的效果，脾胃虚弱的人要少吃一些。另外，核桃仁对干眼症患者也有不错的效果，核桃仁中含有丰富的营养成分，具有滋肝明目、补肾固精的功效。每晚嚼食核桃仁可以达到缓解干眼病症的作用。

对症食疗方

在日常饮食中，经常使用电脑的人，可多吃富含维生素 C 的食物，如胡萝卜、青椒、苋菜、菠菜、韭菜、红心红薯，以及水果如橘子、杏子、柿子等，可预防和改善眼睛干涩、有血丝、怕光、流泪、红肿等眼疲劳的现象。多吃含维生素 A 的食物，因为维生素 A 是预防眼干、视力衰退、夜盲症的良方，蔬果中以绿黄蔬菜中的胡萝卜及红枣的维生素 A 含量最多。

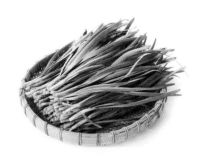

枸杞拌菠菜

材 料
菠菜 230 克，枸杞 20 克，蒜末少许。

调 料
盐 2 克，鸡精 2 克，芝麻油 3 毫升，食用油、蚝油各适量。

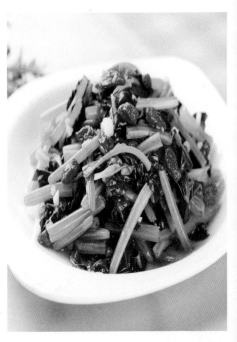

做 法

1 择洗干净的菠菜切去根部，再切成段，备用。

2 锅中注入适量清水，烧开，淋入少许食用油，倒入洗好的枸杞，焯煮片刻。捞出焯煮好的枸杞，沥干水分，待用。

3 菠菜倒入沸水锅中断生，沥干水分，备用。把焯好的菠菜倒入碗中，放入蒜末、枸杞，

4 加入适量的盐、鸡精、蚝油、芝麻油，用筷子搅拌至食材入味。

5 盛出拌好的食材，装入盘中即可。

取穴推拿

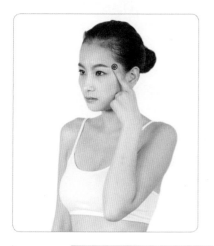

丝竹空

丝竹穴位于面部，当眉梢凹陷处。用拇指按揉丝竹空穴 100 ~ 200 次，每天坚持，可改善干眼症。

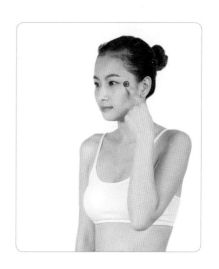

瞳子髎

瞳子髎穴位于面部，目外眦旁，当眶外侧缘处。用示指指腹揉按瞳子髎穴 3 ~ 5 分钟。

预防措施

1 避免眼睛长时间盯着一个方向看，调整最佳工作姿势，放松颈部肌肉，减少眼球暴露在空气中的面积。

2 配一副合适的眼镜很重要，最好采用双焦点镜片，或者在打字时，配戴度数较低的眼镜。

3 长期从事电脑操作者，应多吃一些新鲜的蔬菜和水果，同时增加维生素的摄入。

4 为减少眼部的干燥，可以适当在眼部点用角膜营养液，在休息时做做眼保健操也能缓解眼疲劳。

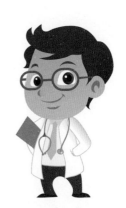

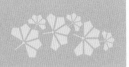

02 | 夜盲症

夜盲症俗称"雀蒙眼"，指在夜间或光线昏暗的环境下视物不清，行动困难。现在夜盲症的发病率是较高的，其危害性也比较大，会对患者的身体和生活造成一定的影响。如果人们不及时做好夜盲症的预防工作，将可能会让此病危及健康。

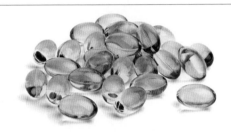

典型案例分析及验方分享

近几年，我接触到的夜盲症患者不少，其中令我印象比较深刻的是一位卖菜的老大爷。老大爷在菜市场有个小摊，平时也就早上去卖卖菜。老大爷家里儿子、女儿都成家立业，想把老人家接到自己家赡养，但是老爷子脾气硬，认为自己能养活自己，不想拖累儿女，眼睛、腿脚都还好使，就摆了一个小菜摊。

平时我下去买菜，老爷子都会给个小优惠，这样一来二去就认识了。最近一次去买菜，老爷子向我抱怨自己眼睛不好使了，天稍微暗一点就看不大清楚，尤其是晚上摸黑走夜路，那就跟瞎子一样，摸着墙走，爬楼梯都差点跌下去。我觉得老人家有点夜盲的症状，便问他："您最近吃饭怎么样？"老爷子一边给人算钱一边说："就是吃不下饭，我是老胃病了，现在是一点油荤都吃不下，每天就煮点青菜萝卜。"我说："那您平时喜欢吃动物内脏吗，比如猪肝之类的？"

老爷子一听我说这个，忙摆摆手道："可不敢吃，咱家祖上是回民，饮食上我还是很忌讳的。""哦哦，原来是这样，之前不知道，您可别在意。"我向老爷子道了歉，心理总算是明白他为什么会夜盲了。

老爷子这是缺乏维生素 A 导致的夜盲症，所以治疗应该以补充维生素 A 为主。鉴于他是回民，我特地选了两个食疗方。一个是鲫鱼汤，具体做法为：取新鲜活鲫鱼 1 条，生姜 3 片。鲫鱼处理干净，与生姜一起放入锅中煮汤，食鱼饮汤。鱼类含有丰富的维生素 A，最适宜夜盲症患者食用，还可以预防干眼症和其他各种角膜炎。

另外一个是红红薯叶羊肝汤，具体做法：红红薯叶 150～200 克，羊肝 200 克。把红红薯叶洗净，切碎，羊肝切片，加水同煮。食肝饮汤，连服 3 天，每天一次。此汤补血养肝、清热明目，治疗夜盲症。

同时，还可以去药店买瓶装的鱼肝油，同样可以治疗夜盲症。

我跟老爷子说："老人家年纪大了，本来就会容易现眼花的毛病，但是夜盲症是可以通过饮食调理的，平时多注意吃点补肝的食物。"老爷子忙说好，并准备收拾摊子回去休养一段时间。

一个月后，老爷子带着一捆新鲜蔬菜来看我，说他现在眼睛也不花了，晚上看东西也看得清楚了，仿佛还比之前视力要好了些。我说这个需要持之以恒，不要因为刚看到一点效果就停了下来，维生素 A 是我们一直都需要补充的。

其实治疗夜盲症不难，首先是要科学饮食，特别是对老年人，应该提倡饮食多样化，除主食外，副食方面应该包括鱼、肉、蛋、乳制品、动物内脏以及新鲜蔬菜等都要适量摄入。另外，夜盲症患者还可多吃富含维生素 A 的水果，如苹果。还要多做户外活动，多接触阳光，注意卫生，这样还可以预防全身性疾病。避免过度疲劳。禁食有刺激性及燥热食物，不饮酒、抽烟等。

对症食疗方

夜盲症主要是缺乏维生素 A，治疗中注意补充富含维生素 A 的食物，能起到很好的防治效果，如多食韭菜、核桃、黑芝麻、动物肝脏、鱼类等食物。

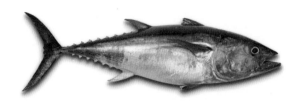

炝拌鸭肝双花

材料
西兰花 230 克，花菜 260 克，卤鸭肝 150 克，蒜末、葱花各少许。

调料
生抽 3 毫升，鸡精 3 克，陈醋 10 毫升，盐 2 克，芝麻油 7 毫升，食用油适量。

做法

1. 花洗净菜，去根部，切成小朵；西兰花洗净，切成小朵；卤鸭肝切薄片，备用。

2. 锅中注入适量的清水，烧开，加入少许食用油、鸡精、盐。

3. 倒入花菜和西兰花，煮约 1 分钟至食材熟软，捞出焯煮好的食材，沥干水分，备用。

4. 将焯过水的西兰花、花菜及鸭肝放入碗中，撒上蒜末、葱花。加入适量生抽、盐、鸡精，淋入少许芝麻油，倒入陈醋，搅拌匀至食材入味。

5. 将拌好的食材装入盘中即可。

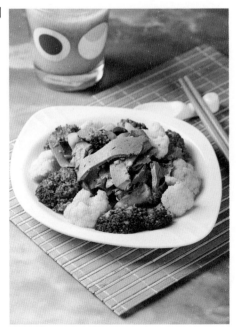

取穴推拿

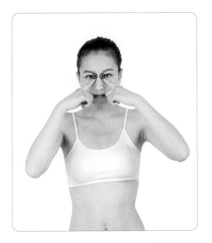

晴明

晴明穴位于面部，目内眦角稍上方凹陷处。用示指按揉晴明穴100～200次，每天坚持，能够防治眼部疾患。

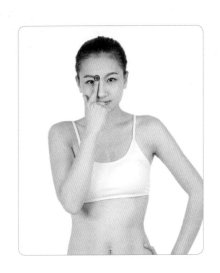

攒竹

攒竹穴位于面部，当眉头陷中，眶上切迹处。每天用拇指按揉攒竹穴100～200次，坚持按揉防治眼疾。

预防措施

1 预防夜盲症并不难，多吃一些维生素A含量丰富的食品，如鸡蛋、动物肝脏等。

2 婴儿须注重人乳哺育，并须辅以含脂的牛乳，豆类食品，胡萝卜泥，蛋黄等。

3 应多做户外活动，多接触阳光，注意卫生，预防全身性疾病。

4 对于病情严重的患者，夜间应安静卧床。孕妇应供给多种含有维生素A的食物。

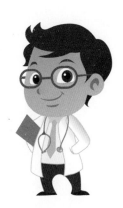

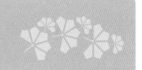

03 | 耳鸣

耳鸣是一种比较常见的耳部症状，是听觉系统发生的一种错觉。耳鸣的字面意思是耳朵中发生嗡鸣声，但许多其他不正常的声音也复合这种情况。例如，耳鸣的声音可以被描述成冲破空气的声音、流水的声音、贝壳内的声音、嗡嗡声。偶尔也会被描述为一种轰鸣或音乐声。

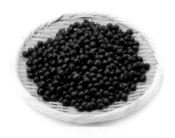

典型案例分析及验方分享

患者李师傅是一家电线制造厂的工人，平时车间的噪音非常大，因待遇挺好，李师傅一干就是好几年。最近李师傅觉得耳朵好像出了点问题，有时候听不清楚周围的人说话，耳朵老是嗡嗡响，休息时，耳朵还会时不时响一下。尤其是生气发脾气的时候，更是响得厉害。更糟糕的是，这种情况已经开始影响他的正常工作了，于是他过来找我，寻问我这是什么原因。

我说："老李，今天怎么有空过来了？"结果李师傅像是没听清楚似的，很大声地说："你说什么？我现在耳朵出了点问题，听不大清楚。"我提高了音量："你这是怎么了，哪里不舒服吗？"李师傅这才听清楚，忙说："可不是嘛，最近耳朵里老是像有蝉在叫，白天还好，到了晚上夜深人静的时候，耳朵的声音更加明显，弄的得我心烦意乱的，睡也睡不好，非常难受。最糟糕的是，我感觉自己的听力也下降了，周围的同事说话，隔远一点我就听不清，弄得非常尴尬。"

我安慰他说："像你这样的工作环境，出现耳鸣、耳聋的情况非常多。这些疾病虽然看起来都是小病，但是治疗起来也不是那么容易的。如果发现得早，尽快治疗，还是可以治好的。"

接着我给他开了一个经验食疗方——猪腰煲黑豆：猪腰2枚，处理干净，黑豆60克，洗净，共入砂锅，加水适量，煲烂熟，调入盐，佐膳服食。猪腰具有补肾疗虚的功效，对耳鸣有一定的作用。黑豆具有高蛋白、低热量的特性，蛋白质含量高达45%以上。其中优质蛋白大约比黄豆高出1/4，居各种豆类之首，因此也赢得了"豆中之王"的美誉。黑豆中富含多种维生素。中医认为人的肌肤是靠肾气来滋养的，肾气的充盈和温煦，是靠肾经的滋润。我们常吃黑豆，对肾有很好的补益作用。

为了加强效果，我还给李师傅开了一个方子，葛根散：葛根适量，研成细末，用空心胶囊装好后吞服，此方用于特发性耳聋。葛根具有升阳解肌、透疹止泻、除烦止渴之效，可治伤寒、温热头痛项强、烦热消渴、耳聋等。

如果条件不允许，无法煮粥，还可以试试按摩法——掌心震耳（自行鼓膜按摩法）。具体做法：两手掌搓热，用搓热的两手掌心捂住耳朵，手掌与耳朵完全封闭，然后两掌突然松开，听到"叭"的一声，起到震耳的作用，共做108次。掌心震耳法做起来很简单，而且效果也比较明显，不仅适合发病后治疗，也可以用来保健预防。经常做一做，可以促进耳部循环，有效预防耳聋、耳鸣的发生。在食疗调理时，配合此法，效果更佳。

李师傅听完后急忙回家。过了约半个月，李师傅高兴地给我打电话，说他特地请了长假，然后找了一个环境相对好一点的活儿，坚持着吃我开的食疗方，现在耳鸣的情况已经好了很多。

对症食疗方

　　耳鸣可以多吃一些大豆类食品，因为大豆里面含富有铁元素和钙质，能补充耳蜗中钙代谢不足，有效改善耳鸣、耳聋的症状。多吃一些含锌元素高的食物，如鱼、牛肉、猪肝、鸡肉、鸡肝、鸡蛋、各种海产品。多吃一些紫菜、虾皮、海蜇皮、黑芝麻、黄花菜、黑木耳等等，补充足够的铁元素，对耳鸣、耳聋有一定的作用。

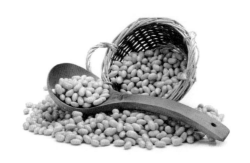

虾皮炒冬瓜

材料
冬瓜 170 克，虾皮 60 克，葱花少许。

调料
料酒、水淀粉各少许，食用油适量。

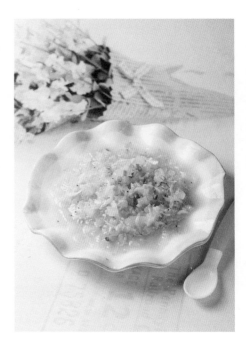

做法

1 冬瓜洗净去皮、去瓤、切片，再切粗丝，改切成小丁块，备用。

2 锅内倒入适量食用油，放入虾皮，淋少许料酒，炒匀提味。

3 放入冬瓜，炒匀，注入少许清水，翻炒匀。

4 盖上盖，用中火煮 3 分钟至食材熟透。

5 揭盖，倒入少许水淀粉，翻炒均匀。

6 关火，盛出炒好的食材，装入盘中，撒上葱花即可。

取穴推拿

听会

听会穴位于面部，当屏间切迹的前方，下颌骨髁突的后缘，张口有凹陷处。用示指、中指指腹揉按听会穴 2 ~ 3 分钟，长期按摩，可改善耳鸣、耳聋、中耳炎等。

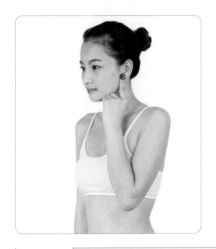

合谷

合谷穴，伸臂俯掌，大拇指、示指二指并拢肌肉最高处此穴。用大拇指和示指揉按合谷穴 2 ~ 3 分钟。

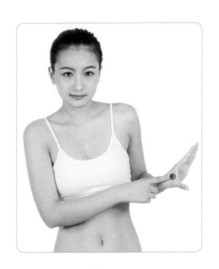

预防措施

1 降低或控制噪声源，阻隔噪声的传播，用吸声材料，隔声墙降低噪声强度。

2 平时常服用 B 族维生素、维生素 C 以及铁、锌等微量元素，有一定预防作用。

3 饮食上宜吃清淡有营养、富含维生素、有补血活血功效和含锌丰富的食物。

4 严格控制用药剂量，掌握用药适应证，杜绝药物滥用，绝不多用。

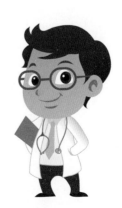

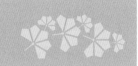

04 | 过敏性鼻炎

鼻炎是指鼻腔黏膜和黏膜下组织的炎症，表现为充血或者水肿，患者经常会出现鼻塞、流清水涕、鼻痒、喉部不适、咳嗽等症状。过敏性鼻炎是发生于鼻部的变态反应，临床特征为反复发作性鼻痒、喷嚏、流大量清涕，以及发作时鼻黏膜苍白，呈季节性或常年性发作。

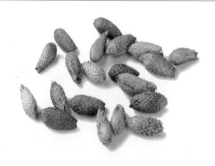

典型案例分析及验方分享

张女士患有过敏性鼻炎十多年，平时倒还好，但是每到季节交替的时候就会打喷嚏、流鼻水、鼻痒、鼻塞，严重时根本无法入睡，还影响人际交往。多年来吃过许多药，也喷过很多的喷剂，但是一直都不见好。由于长期吃药的缘故，她精神上不是特别集中，上班老走神、爱发呆，如今还患上了慢性胃炎，让她痛苦不堪。现在经人介绍，她找到了我。

了解她的病史及病情后我告诉她，过敏性鼻炎药目前根治是比较困难的，我们只能对它进行控制。张女士不愿吃中药汤剂，于是我给她推荐了一个小经验方，具体做法就是：取苍耳子50克，将苍耳子轻轻锤破，放入小铝杯中，加入麻油50毫升，用小火煮沸，除去苍耳子渣，待油冷却后，装入干燥、清洁的玻璃瓶中备用。用时取消毒棉签蘸油少许，涂于鼻腔内，每天2～3次，两周为一个疗程。

苍耳子治疗鼻炎是较常见的一种方法，很多治疗鼻炎的中成药中都含有苍耳子。苍耳子具有散风除湿、通窍止痛的功效，对过敏性鼻炎引起的鼻窦炎有很好的通窍效果。但是苍耳子有毒，使用时须谨慎，如果超出安全用量很可能会中毒。

另一个治疗方更简单、安全，就是直接用芝麻油擦鼻：取适量芝麻油，每次向鼻腔两侧滴 3 滴，每天 3 次。

芝麻油中含有丰富的亚油酸、棕榈酸等不饱和脂肪酸，容易被人体分解吸收和利用，可促进胆固醇的代谢，并有助于消除动脉血管上的沉淀物。芝麻油滴鼻能润滑鼻腔黏膜，让呼吸道通畅，缓解鼻炎症状。但鼻塞严重时不要滴，可变换一下体位，待鼻子通气后再滴，滴前应将鼻涕擦干净。

张女士回去之后，按我的方法用了进行治疗。两周后打来电话说她的鼻炎有了明显的好转，鼻塞、鼻痒的情况没有之前那么严重了，现在不再吃那么多药了，精神状态好了很多，我让她坚持用药，相信肯定会有更大的改善。

中医认为，鼻炎患者属于虚寒体质，寒凉最易损伤肺脾阳气，加重虚寒症状。低温食物可能造成呼吸道过敏反应加重，引发过敏性鼻炎。因此，过敏性鼻炎患者应当避免冰品、寒凉、生冷之食物。

过敏性鼻炎的病理分析认为，该病患者体内含有过敏源，当患者体质及身体免疫力下降后，出现过敏体质，对过敏物质适应能力下降，导致过敏症状。锻炼身体可以增强体质，提高免疫力，增强对过敏物质的适应能力，也可达到治疗目的。

对症食疗方

　　对过敏性鼻炎的食疗，平时饮食应清淡、均衡，少食荞麦（含致敏物质荞麦荧光素）、蚕豆、牛肉、鹅肉、海鱼、虾、蟹、酒、辣椒、浓茶、咖啡等辛辣刺激性食品、腥膻发物及含致敏物质的食物等。因鱼、虾、蟹类食物容易引起过敏反应，所以在患有过敏性疾病时应避免食用。

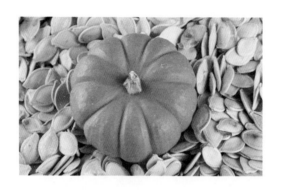

蓝莓南瓜

材 料
南瓜 400 克。

调 料
蓝莓酱 40 克。

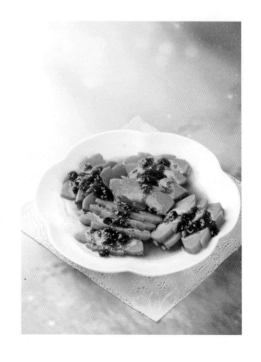

做 法

1 南瓜洗净去皮、去瓤，切上花刀，再切成厚片。

2 把南瓜片放入盘中，摆放整齐，将蓝莓酱抹在南瓜片上。

3 把加工好的南瓜片放入烧开的蒸锅中。

4 盖上盖，用大火蒸 5 分钟，至食材熟透。

5 揭盖，把蒸好的蓝莓南瓜取出即可。

取穴推拿

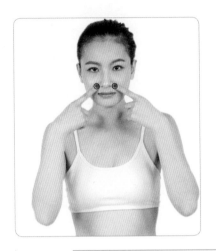

迎香

迎香穴位于面部，当鼻翼软骨与鼻甲的交界处，近鼻唇沟上端。用中指指尖揉按上迎香穴 2 ~ 3 分钟，每天坚持按摩，可防治鼻部疾病。

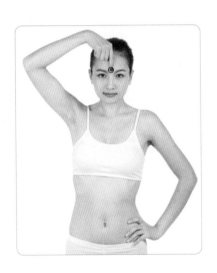

印堂

印堂穴位于额部，两眉头的正中处。将示指、中指并拢，用两指指腹揉按印堂穴 2 ~ 3 分钟，长期按摩。

预防措施

1 了解引起身体过敏性的物质，即过敏源，并尽量避免它。

2 在花粉或者灰尘较多的季节、场所，关闭汽车或者房间的窗户；移去过敏源，包括宠物，烟，甚至可疑的花草或者家具。

3 经常清洗鼻腔，注意鼻腔清洁。加强室外体育锻炼，增强体质。

4 保持室内清洁、无尘，以减少过敏源，可用吸尘器或湿抹布经常打扫房间卫生。

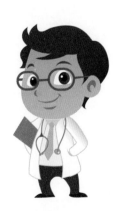

05 | 口腔溃疡

口腔溃疡，又称"口疮"，指发生在口腔黏膜上的表浅性溃疡，大小可从米粒至黄豆大小，呈圆形或卵圆形，溃疡面有凹陷，周围充血，可因刺激性食物引发疼痛，一般一至两周可以自愈。

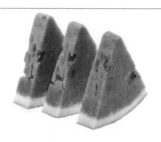

典型案例分析及验方分享

现代高速、快节奏的生活模式下，很多人恨不得全天候 24 小时投身工作中。出于无奈，很多人选择吃快餐。一般来说，快餐大多数都是重口味的，不是煎炸就是麻辣，食材和营养往往也比较单一。人们本身就处在一个人心躁动的年代，又加上这样一个充满火气的饮食习惯，"口腔溃疡"这中疾病高发也就不足为奇、见怪不怪了。不单仅仅上班族，现在很多小孩都喜欢吃肯德基、麦当劳这类油炸燥热的食物，吃多了自然容易上火，从而导致口腔溃疡。

夏天临近，许多年轻人都喜欢晚上出去纳凉，顺便在路边摊吃个夜宵，烧烤、啤酒都是热门的选择。今年刚毕业的小阳在市中心找了一份销售工作，公司离家较远，除了早餐之外，午餐和晚餐一般都是在外面解决，基本都是吃快餐，煎炸油腻的吃多了，口腔溃疡也就来了。这不，这次部门聚餐，大家将地点选择在江边一个大排档，小阳作为新人，喝了不少酒，第二天口腔里面痛得受不了，这才来找我。

小阳鼓着腮帮子抱怨道："这已经不是第一次了，自从工作以来，口腔溃疡就反反复复地纠缠着，现在别说是吃饭了，就是喝水都不敢喝有味道的，一碰就痛。"在我的要求下，小阳张开口，我仔细检查了一下，发现这只是普通的口腔溃疡，嘴唇里面长了两个小泡，舌系带和舌头上也分别长了一个，就是这几个小泡让他疼痛难忍。

对于小阳这种情况，可以去买几张溃疡贴，贴在患处就行。但是小阳嫌麻烦，说嘴里有个异物很不习惯。我让小阳去买个西瓜，然后把西瓜切开，挖出西瓜瓤挤出汁液，西瓜汁含在口中，2～3分钟后咽下，再含西瓜汁，反复多次。

此外，我还让小阳把吃剩下的西瓜皮也打包回家，将西瓜皮切成小块，加水煎汤，去渣取汁，加入白砂糖，代茶饮。此方具有泻热解暑、生津止渴的功效，适用于口疮反复发作。每天喝2次，一般一两天就能好转。过了两天，小阳高兴地来到我家，告诉我他的口腔溃疡已经好得差不多了。我提醒他别太得意，快餐须少吃，不然还是会复发的。

西瓜虽然能治百病，但其性寒，脾胃虚寒、小便频数、小便量多、慢性肠炎、胃炎、胃及十二指肠溃疡等患者属于虚冷体质的人，不宜过多食用。同时，糖尿病患者、产妇及经期中的女性也不宜食用西瓜。

我告诉小阳，对于他这种反复发作的口腔溃疡，如果不是很喜欢吃西瓜，还可以备点蜂蜜。口舌生疮时，将口腔洗漱干净，再用消毒棉签将蜂蜜涂于患处。涂擦后暂时不要饮食。15分钟左右，可以将蜂蜜连口水一起咽下，再继续涂擦，一天可以反复涂擦数遍。蜂蜜具有润燥、清热、解毒的功效，对口腔溃疡亦有很好的效果。

对症食疗方

在饮食方面，口腔溃疡患者应适当增加水果和蔬菜的摄入量，以便补充多种维生素和矿物质元素。还应多饮水，每天至少饮水1000毫升，这样可以清理肠胃，防治便秘，更有利于口腔溃疡的治愈。忌吸烟、少喝酒，少吃酸性食物如柑橘、西红柿或坚果，少吃辛辣或者过咸的食物，避免吃坚硬的、太烫的食物和口香糖。

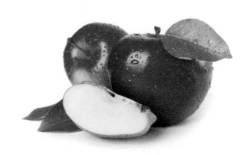

青黄皮蛋拌豆腐

材 料
皮蛋1个，熟鸭蛋1个，
豆腐200克，葱花2克。

调 料
盐3克，生抽3毫升，
味精5克，芝麻油
少许。

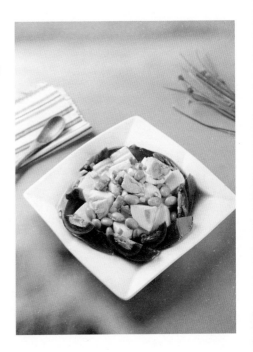

做 法

1 锅中注入适量的清水，烧热，放入豆腐，煮约2分钟至熟透。
2 将煮好的豆腐捞出，切成小方块装入碗中备用，再把皮蛋和鸭蛋切开，并改切成丁。
3 将切好的豆腐、皮蛋和鸭蛋装入碗中，加入盐、味精、生抽，用筷子拌匀。
4 倒入备好的葱花，拌匀，再淋上少许芝麻油，用筷子拌匀。
5 将拌好的食材倒入盘中即可。

取穴推拿

内庭

内庭穴位于足背，当第2、第3趾间，趾蹼缘后方赤白肉际处。每天用拇指指尖点按内庭穴2～3分钟。

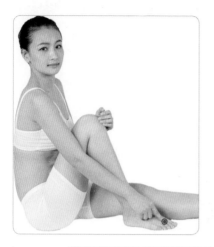

太冲

太冲穴位于足背侧，当第1跖骨间隙的后方凹陷处。每天用拇指指尖掐按太冲穴3～5次。

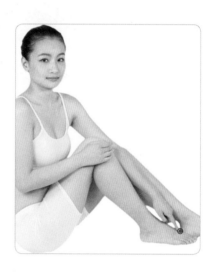

预防措施

1 注意口腔卫生，避免辛辣性食物及局部刺激。保持心情舒畅乐观开朗，避免遇事着急；保证充足的睡眠时间，避免过度疲劳。

2 注意生活规律性和营养均衡性，不抽烟、少喝酒、少食辛辣食物和过冷过热的食物，养成每天定时排便的习惯，防止便秘。

3 每次进食后，可用食用盐水或生理盐水漱口，也可用药物漱口，防止因食物残渣加重继发感染。

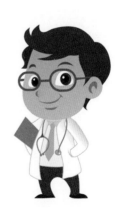

>>>>>>>>>>>>>>>>>>>>

06 | 牙痛

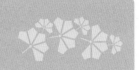

　　牙痛，是口腔科牙疾病最常见的症状之一，其表现为牙龈红肿，遇冷热刺激疼痛、面颊部肿胀等。大多由牙龈炎和牙周炎、龋齿（蛀牙）或折裂牙而导致牙髓（牙神经）感染所引起。中医认为，牙痛是由外感风邪、胃火炽盛、肾虚火旺、虫蚀牙齿等原因所致。

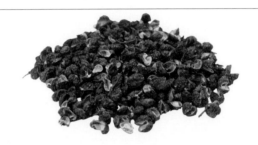

典型案例分析及验方分享

　　牙痛难受的滋味很多人都亲身体验过。"牙痛不是病，痛起来真要命"，特别是在夜晚，牙痛起来简直是坐立难安，痛不欲生。这时如果能有一种应急的方法，可谓是雪中送炭。

　　朋友向我推荐过一种丁香酒，每当家人牙痛时，都会拿出来帮他们止痛。丁香酒制作方法很简单：将白酒倒入酒杯中有八分满时，加入约5克的丁香末，搅拌均匀，放进冰箱保存一段时间后即可取用。牙痛时用脱脂棉签蘸些丁香酒，塞进蛀牙洞，或者擦在牙齿的患部，牙龈间的热度消退后，疼痛自然就会消失。

　　这个方法之所以有效，主要是因为丁香味道芳香，并有麻醉性能，能麻痹牙神经而起到止痛的作用。将丁香酒放入冰箱冷藏使用，其中酒亦有消毒作用，加上冰凉的效果，对局部消炎、消毒是很有效果的。经常牙痛的人，可以常备一些丁香末，牙痛的时候，取丁香末3克，加入200毫升水，制成丁香水来漱口，可消除口中异味，也可以预防蛀牙及牙龈炎。

　　然而牙痛是突如其来的，让人防不胜防，发病时也没有什么征兆。有时候睡到半夜或者正在吃饭的时候出现牙痛，这个时候怎么缓解牙痛呢？这里给大家推荐一个小秘方——醋花椒。取食醋 100 克，花椒 10 克，加水煎煮，待水温后用来含漱。另还有一个更简单的方法，就是取花椒 1 粒，咬在痛牙处，亦能迅速起到止痛的作用。

　　花椒性温、味辛，有温中散寒、健胃除湿、止痛杀虫、解毒理气、止痒祛腥的功效。花椒还有麻醉的作用，能消炎止痛，抑制局部炎症反应。除此之外，花椒含有的挥发油对多种细菌和真菌都有较好的抑制、杀灭作用。花椒加入具有杀菌消毒作用的食醋，一同煎水使用，止痛效果更为明显，它对牙龈炎之类的感染性牙病可以起到治本的作用。

　　如果在家里一时间找不到花椒，还可以试试按摩的方法。具体做法：取肩井穴（此穴位于肩上凹陷处，患者可用患处对侧的手的示食、指中和无名指按在肩部，示指贴颈，中指指腹按压穴位处），左右各一穴，找准穴位，用力按压，以能耐受为度，直至疼痛明显减轻。遇到牙痛无法睡觉的情况，一些小窍门反而能有奇效。

　　牙痛最常见的诱因就是冷、热、酸、甜的食物，由于牙齿出问题而导致其过度敏感，对入口的食物就会比较挑剔，因此应尽量避免这些刺激。建议经常用盐水漱口，因为盐水是很好的收敛止血剂，可以祛除口腔物质，常用温盐水漱口，对牙痛的舒缓有一定的帮助。另外，值得一提的是，有时候牙痛并非由牙齿本身引起，特别对于老年人来说，如果突然牙痛，家属须考虑到有可能是心绞痛，甚至是心肌梗死的原因，应该尽快上医院检查，以免延误病情。

对症食疗方

　　牙痛患者应多吃清肝泻火、凉血止痛的食物，如牛奶、贝类、芋头和新鲜的红、黄、绿色蔬菜等。忌食辛辣、油炸、坚硬、粗纤维食物。此外，熏烤类食物会直接刺激牙周黏膜，破坏黏膜的上皮细胞，使其充血、水肿，引起疼痛，忌食含糖、脂肪高的甜食对牙龈有刺激，又不易消化，也应忌食。

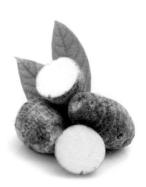

红枣芋头汤

材 料
去皮芋头 250 克，红枣 20 克。

调 料
冰糖 20 克。

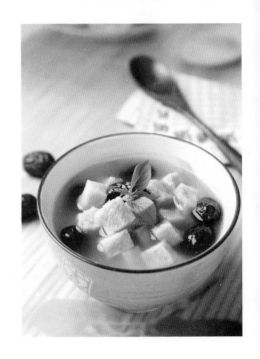

做 法

1 芋头洗净去皮、切厚片，切粗条，改切成丁。
2 砂锅注水，烧开，倒入切好的芋头和洗好的红枣。
3 盖上盖，用大火煮开后转小火续煮 15 分钟至食材熟软。
4 揭盖，倒入冰糖，搅拌至溶化。
5 关火，盛出煮好的甜品汤装入碗中即可。

取穴推拿

承浆

　　承浆穴位于人体面部，当骸唇沟的正中凹陷处。正坐或仰卧，稍稍仰起头，伸出右手放在下巴前，手掌心向内，四指并拢微微弯曲，伸出示指轻轻放在下巴的承浆穴上；以示指指尖垂直按揉该穴，有酸麻和痛的感觉。

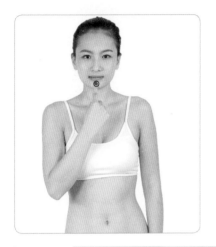

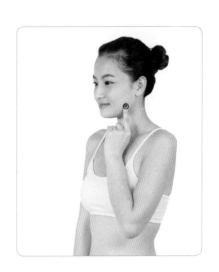

颊车

　　颊车穴位于下颌角前上方大约一横指，按之凹陷处，用力咬牙时，咬肌隆起的地方。正坐或者仰卧，以双手拇指指腹按压下巴颊部咬肌隆起处的颊车穴，有酸胀感。可以同时左右揉按，每次按压3分钟。

预防措施

1 保持口腔卫生，养成良好的卫生习惯，坚持早、晚或进食后刷牙，饭后漱口，及时清除留在口腔和牙齿之间的食物残渣和细菌。

2 进食宜温热，勿吃过酸过甜的食品，过冷、过热等温差很大的饮食或过酸、过甜等刺激性食品，都会引起牙痛。

3 吃酸性食物如醋、酸奶或带酸味的水果后，如出现牙齿酸痛，即可用核桃仁放在嘴里咀嚼，因为核桃仁为碱性食品，慢慢咀嚼可中和牙面上的酸性物质，将缓解牙齿酸痛症状。

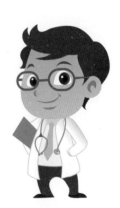